全国卫生高等职业教育规划教材

供护理类专业用

护理伦理学

主　编　孙宏玉

副主编　范宇莹　梁　莉

编　委（按姓名汉语拼音排序）

成　杰（华北理工大学附属医院）　　梁　莉（承德医学院）

董景珍（唐山市丰南区医院）　　皮凤丽（北京卫生职业学院）

范宇莹（哈尔滨医科大学护理学院）　孙宏玉（北京大学护理学院）

高林林（北京卫生职业学院）　　田丽影（首都医科大学）

金鸿雁（延边大学护理学院）　　王经纬（承德医学院）

李德玲（首都医科大学）　　王小丽（惠州卫生职业技术学院）

秘　书　高林林

北京大学医学出版社

HULI LUNLIXUE

图书在版编目（CIP）数据

护理伦理学 / 孙宏玉主编. —北京：北京大学
医学出版社，2015.10（2018.6 重印）

ISBN 978-7-5659-1222-1

Ⅰ. ①护…　Ⅱ. ①孙…　Ⅲ. ①护理伦理学 - 高等职业
教育 - 教材　Ⅳ. ① R47

中国版本图书馆 CIP 数据核字（2015）第 214113 号

护理伦理学

主　　编：孙宏玉
出版发行：北京大学医学出版社
地　　址：（100191）北京市海淀区学院路 38 号　北京大学医学部院内
电　　话：发行部 010-82802230；图书邮购 010-82802495
网　　址：http://www.pumpress.com.cn
E - m a i l：booksale@bjmu.edu.cn
印　　刷：中煤（北京）印务有限公司
经　　销：新华书店
责任编辑：韩忠刚　法振鹏　　责任校对：金彤文　　责任印制：李　啸
开　　本：787mm×1092mm　1/16　　印张：7.75　　字数：196 千字
版　　次：2015 年 10 月第 1 版　2018 年 6 月第 2 次印刷
书　　号：ISBN 978-7-5659-1222-1
定　　价：15.00 元

全国卫生高等职业教育规划教材修订说明

北京大学医学出版社于 1993 年和 2002 年两次组织北京大学医学部和 8 所开办医学专科教育院校的老师编写了临床医学专业专科教材（第 1 版和第 2 版），并于 2000 年组织编写了护理专业专科教材（第 1 版）。2007 年同时对这些教材进行了修订再版。因这两套教材内容精炼、实用性强，符合基层卫生工作人员的培养需求，受到了广大师生的好评，并被教育部中央广播电视大学选为指定教材。"十一五"期间，这两套教材中有 24 种被教育部评为**普通高等教育"十一五"国家级规划教材**，其中 3 种入选**普通高等教育精品教材**。

进入"十二五"以来，专科教育已归入职业教育范畴。为适应新时期我国卫生高等职业教育发展与改革的需要，在广泛调研、总结上版教材质量和使用情况的基础上，北京大学医学出版社启动了临床医学、护理专业高等职业教育规划教材的修订再版工作，并调整、新增了部分教材。本套教材有 22 种入选**"十二五"职业教育国家规划教材**，修订和编写特点如下：

1. 优化编写队伍　在全国范围内遴选作者，加大教学经验丰富的从事卫生高等职业教育工作的作者比例，力求使教材内容的选择具有全国代表性、贴近基层卫生工作人员培养需求，提高适用性；遴选知名专家担纲主编，对教材的科学性、先进性把关。

2. 完善教材体系　针对不同院校在专业基础课设置方面的差异，对部分专业基础课教材实行双轨制，如既有《人体解剖学》《组织学与胚胎学》，又有《人体解剖学与组织胚胎学》《正常人体结构》教材，便于广大院校灵活选用。

3. 锤炼教材特色　教材内容力求符合高等职业学校专业教学标准，基本理论、基本知识和基本技能并重，紧密结合国家临床执业助理医师、全国护士执业资格考试大纲，以"必需、够用"为度；以职业技能和岗位胜任力培养为根本，以学生为中心，使教材更适合于基层卫生工作人员的培养。

4. 创新编写体例　完善、优化"学习目标"；教材中加入"案例""知识链接"，使内容与实践紧密结合；章后附思考题，引导学生自主学习。力求体现专业特色和职业教育特色。

5. 强化立体建设　为满足教学资源的多样化需求，实现教材立体化、数字化建设，大部分教材配套实用的学习指导和数字教学资源，实现教材的网络增值服务。

本套教材主要供三年制高等职业教育临床医学、护理类及相关专业用，于 2014 年陆续出版。希望广大师生多提宝贵意见，反馈使用信息，以逐步修改和完善教材内容，提高教材质量。

护理专业教材目录

说明：1. "十二五"："十二五"职业教育国家规划教材（"十二五"含其辅导教材）。
　　　2. "十一五"：普通高等教育"十一五"国家级规划教材。
　　　3. "　＊　"：普通高等教育精品教材。
　　　4. 辅导教材名称：《主教材名称＋学习指导》，如《内科护理学学习指导》。

序号	教材名称	版次	十二五	十一五	辅导教材	适用专业
1	医用基础化学	4		✓	✓	临床医学、护理类及相关专业
2	正常人体结构	1				护理类
3	人体解剖学	4	✓	✓	✓	临床医学、护理类及相关专业
4	组织学与胚胎学 *	4	✓	✓	✓	临床医学、护理类及相关专业
5	生理学	1				护理类
6	生物化学	1				护理类
7	疾病学基础	1				护理类
8	病理学	4	✓		✓	临床医学、护理类及相关专业
9	病理生理学	4	✓	✓	✓	临床医学、护理类及相关专业
10	病原生物与免疫	1				护理类
11	医学免疫学与微生物学	5	✓	✓	✓	临床医学、护理类及相关专业
12	医学寄生虫学 *	4	✓	✓	✓	临床医学、护理类及相关专业
13	护理药理学	4	✓	✓	✓	护理类
14	护理学基础	4	✓	✓	✓	护理类
15	健康评估	2			✓	护理类
16	内科护理学	3	✓	✓	✓	护理类
17	外科护理学	3			✓	护理类
18	妇产科护理学	3		✓	✓	护理类
19	儿科护理学	3		✓	✓	护理类
20	传染病护理学	3		✓	✓	护理类
21	急诊护理学	3		✓	✓	护理类

序号	教材名称	版次	十二五	十一五	辅导教材	适用专业
22	康复护理学	2	✓			护理类
23	精神科护理学	1				护理类
24	眼耳鼻喉口腔科护理学	1				护理类
25	中医护理学	1				护理类
26	护理管理学	5	✓	✓		护理类
27	社区护理学	2				护理类
28	老年护理学	1				护理类
29	医护心理学 *	3		✓		临床医学、护理类
30	护理礼仪与人际沟通	1				护理类
31	护理伦理学	1				护理类

全国卫生高等职业教育规划教材编审委员会

近十余年来，随着国家教育改革步伐的加快，我国职业教育如雨后春笋般蓬勃发展，在总量上已与普通教育并驾齐驱，是我国教育体系构成的重要板块。卫生高等职业教育同样取得了可喜的成绩。开办卫生高等职业教育的院校与日俱增，但存在办学、培养不尽规范等问题。相应的教材建设也存在内容与职业标准对接不紧密、职教特色不鲜明、呈现形式单一、配套资源开发不足、不少是本科教材的压缩版或中职教材的加强版、不能很好地适应社会发展对技能型人才培养的要求等问题。

进入"十二五"以来，独立设置的高等职业学校（含高等专科学校）、成人教育学校、本科院校和有关高等教育机构举办的高等职业教育（专科）统称为高等职业教育，由教育部职业教育与成人教育司统筹管理。教育部发布了《**教育部关于"十二五"职业教育教材建设的若干意见**》等重要文件，陆续制定了各专业教学标准，对学制与学历、培养目标与规格、课程体系与核心课程等10个方面做出了具体要求。职业教育以培养具有良好职业道德、专业知识素养和职业能力的高素质技能型人才为根本，以学生为中心、以就业为导向。教学内容以"必需、够用"为度，教材须图文并茂，理论密切联系实际，强调实践实训。卫生高等职业教育有很强的特殊性，编好既涵盖卫生实践所要求具备的较完整知识体系又能体现职业教育特点的教材殊为不易。

北京大学医学出版社组织的临床医学、护理专业专科教材，是改革开放以来该专业我国第二套有较完整体系的教材，历经多年的教学应用、修订再版，得到了教育部和广大院校师生的认可与好评。斗转星移，转眼间距离2008年上一轮教材修订已5年，随着时代的发展，这两套教材中部分科目需要调整、教学内容需要修订。在大量细致调研工作的基础上，北京大学医学出版社审时度势，及时启动了这两套教材的修订再版工作，成立了教材编审委员会，组织活跃在卫生高等职业教育教学和实践一线的专家学者召开教材编写会议，认真学习教育部关于高等职业教育教材建设的精神，结合当前高等职业教育学生的特点，经过充分研讨，确定了教材的编写原则和编写思路，统一了教材的编写体例，强化了与教材配套的数字化教学资源建设，为使这两套教材成为优秀的立体化教材打下了坚实的基础。

相信经过本轮修订，在北京大学医学出版社的精心组织和全体专家学者对教材的精雕细琢下，这两套教材一定能满足新时期我国卫生高等职业教育人才培养的需求，在教材建设"百花齐放、百家争鸣"的局面中脱颖而出，真正成为好学、好教、好用的精品教材。

本轮教材修订工作得到了各参编院校的高度重视和大力支持，众多专家学者投入了极大的热情和精力，在主编带领下克服困难，以严肃、认真、负责的态度出色地完成了编写任务，谨在此一并致以衷心的感谢！诚恳地希望使用本套教材的广大师生能不吝提出建议与指正，使本套教材能与时俱进、日臻完善，为我国的卫生高等职业教育事业做出贡献。

感慨系之，欣为之序！

随着医学发展的日新月异，护理的模式已发生了巨大的改变，人们对生理、心理、社会、精神、文化各方面的需求逐步提高。医乃"仁"术，专业水平的护理技术已经不能单纯地提高患者对护理服务的舒适感和满意度，更为重要的是需要护理实践者具有良好的职业道德修养和崇高的伦理道德境界，需要护理从业者本着对生命的呵护和关爱来照护患者。护理伦理道德作为一种特殊社会意识，在社会存在、医学与护理学的发展、医疗护理质量提高等方面都具有其他社会意识不可替代的能动作用。这就使护理学与哲学、伦理学等学科相互交叉的新兴护理人文学科——护理伦理学，有了更广阔的发展前景，成为护理职业教育中一项不可或缺的内容。

护理伦理学作为研究护理道德的科学，是一门以马克思主义伦理学的基本原理为指导，并紧密结合护理科学发展的实际，研究与探讨当代护理道德的科学。本教材从护理高等职业教育的总要求出发，本着提升护生护理实践中的伦理道德素质的初衷，紧密结合临床护理工作实践，充分结合临床护理伦理发展现状，明确了以"案例导入-案例思考-理论阐释-旁征博引-总结巩固-拓展训练-综合提高"的编写主线，注重基础，突出重点。全书共分为七章，内容丰富，系统、全面地介绍了护理伦理学的基本理论、基本原则、护理人际关系伦理、临床护理实践伦理、社区卫生保健伦理以及临终护理伦理。

本教材精心编排，力求结构合理、内容新颖，形成了以下特色：①充分结合临床实际，采用启发式教育模式：收集大量临床实例，设置"案例"，边阐释理论，边解答案例。②拓展学生知识面：通过"知识链接"等专栏的设置，丰富教材内容。③以护士执业考试大纲要求为切入点，编制题型丰富的自测题。全方位、多角度满足职业教育护生对护理伦理学知识的需求。

本教材在编写过程中，借鉴吸收了国内外有关著作、文献资料和研究成果，北京大学医学出版社的领导及专家对本教材的编写也提出了许多宝贵的意见，给予了悉心指导，在此表示诚挚的谢意。

英国著名哲学家培根说过："读史使人明智，读诗使人灵透，数学使人精细，物理使人深沉，伦理使人高尚，逻辑修辞使人善辩。"护理伦理学仍然是一门亟待发展的新兴学科，其理论和方法还需不断地探讨研究。由于编者的水平有限，不妥之处在所难免，恳请广大读者、专家及同行惠予指正，以期日臻完善。

孙宏玉

目录

第一章

绪 论

学习目标

识记：

1. 阐述道德、职业道德及伦理、护理伦理学的概念。
2. 阐述护理伦理学研究的主要对象和具体内容。
3. 描述国内外护理伦理学形成与发展的过程及当代护理伦理学发展的新要求。

理解：

1. 解释道德、伦理与伦理学的辩证关系。
2. 区分护理伦理学与相关学科之间的辩证关系。
3. 说明学习与研究护理伦理学的目的和方法。

运用：

应用护理伦理学的基础理论分析临床具体案例并进行伦理学评估。

　　护理伦理学是伦理学的一个分支，也是护理学的重要组成部分。学习和研究护理伦理学，不仅能指导护理专业服务、提升专业水准，还能帮助护士明确自己的价值观及角色责任，加强护理专业人员职业道德修养，更好地为维护和促进人类健康服务，对于推动护理事业的全面发展，进一步弘扬社会主义核心价值观具有重要的现实意义。

第一节　伦理学概述

案例 1-1

　　某产妇，剖宫产后第6天，医生通知她2天后可以出院。次日，产妇与其丈夫、婆婆商量后决定当天出院回家，但主治医生不在，其丈夫和护士商量能否先回家，等第2天再回来办出院手续。护士说不可以，必须把费用结清，产妇丈夫解释说所支付的费用为支票形式，不会拖欠医院费用，而且已与有关部门进行了电话核实。但是护士坚决不让产妇出院，还把新生儿抱到了另一个房间，产妇想抱回自己的孩子，护士不同意，遂同护士争吵起来。

案例 1-1

问题与思考：
1．护士是否应该让产妇抱孩子出院？
2．护士是否应抱走产妇的孩子，并以此作为阻止产妇出院的手段？
3．护士解决案例中问题的途径有哪些？

伦理学是一门古老而又崭新的学科，与人们的生活息息相关。作为一门研究道德的学科，伦理学涉及人们的社会公共生活、私人和家庭生活、职业生活等领域的道德问题。作为人类对自身生命自觉省思的结果，伦理学以其特有的对人性的尊重与维护，在护理工作中起着导航作用。护士的行为抉择从来都没有离开过伦理的考量，探讨伦理与道德的问题，对护士执业质量的提高及护理学科的发展都有重要的意义。

一、道德、伦理及伦理学

（一）道德

1. 道德的概念　道德一词在古汉语中最早是分开使用的。道的原始涵义指道路、坦途，以后逐渐发展为道理，用以表达事物的规律性，这一变化经历了相当长的历史过程。《易经》中有"复自道，何其咎"（《小畜》），"履道坦坦"（《履》），"反复其道，七日来复"（《复》），都为道路之义。春秋后期，老子最先把道看作宇宙的本原和普遍规律。中国商朝的甲骨文中已有"德"字，但含义广泛。西周初年的大盂鼎铭文的"德"字，是按礼法行事有所得的意思。"道德"两字连用始于荀子《劝学》篇："故学至乎礼而止矣，夫是之谓道德之极"，这句话既包含道德规范，又包含个人品性修养之义。

在现代社会，道德是人们在社会生活实践中形成并由一定社会经济关系决定的，用以调整人与人、人与社会及人与自然关系的心理意识、原则规范和行为准则的总和。道德依靠社会舆论、传统习俗和内心信念维系，以善恶为评价标准。

2. 道德的本质　道德作为一种特殊的社会意识形态，归根结底是由经济基础决定的，是社会经济关系的反映。道德对社会经济关系的反映不是消极被动的，而是以能动的方式来把握世界和引导、规范人们的社会实践活动。

3. 道德的特点　道德的本质决定了道德的特点。

（1）社会性：一方面，道德贯穿于人类社会的始终。只要人类社会存在，维系社会发展的道德就存在。另一方面，道德贯穿于每一种社会形态的方方面面。每个社会都是由各种人际关系网络交互作用而形成的。只要有人与人关系的存在，调整他们之间关系的道德就存在。可以说，道德起源并服务于人们的社会生活实践。

（2）规范性：道德对人与人关系的调节作用主要表现在规范人的行为上，它以守则、公约、准则等形式倡导人们践行善、远离恶，并以此评价人们行为的道德与不道德。

（3）稳定性：道德随着经济基础的发展而不断变化，有些道德规范渗透到文化传统、风俗习惯而使其世世代代得以保留。虽然文化传统、风俗习惯也会随着时代的变迁而发生改变，但这些改变有时微乎其微，因而使得道德有相对的稳定性。如医学道德，它在很长的时间保持一贯的稳定性。

（4）层次性：不同历史发展阶段道德体系的建立，除建立一个基本的道德原则外，还须在这一原则的支配和指导下形成不同层次的、众多具体的道德规范，以调节公众在各个领域的思想、意识和行为，体现了道德的层次性特点。

4. 道德的功能　所谓道德功能，是指道德作为一个有着特殊结构的系统，同它的外部环境，即作为它的载体的人与社会相互联系与相互作用过程的能力。道德的功能是多种多样的，主要包括以下几点。

（1）调节功能：是指道德具有通过评价等方式，指导和纠正人们的行为和实际活动，以协调人与人之间、个人同社会整体之间关系的能力。道德调节的目标是推动人们的正确行为，实现从"现有"到"应有"的转化。

（2）导向功能：是指道德具有通过评价等方式，启迪人们的道德觉悟，使个体认清自己同现实世界的价值关系方向，从而改变旧的行为方式，确立行为选择的正确价值方向和目标。

（3）教育功能：是指道德具有通过评价等方式，形成社会舆论与社会风尚，树立道德榜样，塑造理想人格，以感化和培养人们的道德观念、道德境界、道德行为和道德品质。一定的道德一旦深入社会舆论中，形成了一种社会风气，就会对人们的道德行为和品质产生重大影响。

（4）辩护功能：是指道德具有对产生它的由一定的经济基础决定的利益关系，以及与之相联系的作为其他上层建筑、社会意识形态具体表现的思想的社会关系进行论证，并促使它们形成、巩固和发展的能力。

（5）认识功能：是指道德具有能够反映自己的特殊对象——个人同他人、社会整体的利益关系，提供关于现实状况的信息，显示现实社会的生命力和历史趋势，展望和预测现实社会发展的未来，从而为人们指明与现实世界的价值关系中的方向，提供进行行为选择的知识的能力。

（6）激励功能：是指道德具有能够通过评价（这里主要是指自我评价）激发人的道德情感、道德意志，避免恶行，能促使人们坚持不懈地追求善的行为。道德激励人们不断地把现实中的"我"提升为理想中的"我"。

5. 道德评价的标准及方式　道德评价是客观存在的，人们通常依据一定的标准对自己或他人的道德行为进行善恶评价，因而善与恶是道德评价的一般标准。所谓善就是在人与人关系中表现出来的对他人、对社会有价值的行为；所谓恶就是对他人、对社会有害的、产生负面价值的行为。可见，善行是符合社会道德原则的行为，恶行则相反。在评价方式上，道德是依靠社会舆论、传统习惯和内心信念三种形式进行的。

（二）伦理

1. 伦理的概念　所谓伦理，是指人与人之间的客观关系，即人与人相处的道理或调整人与人关系的规则。按照东汉经学家郑玄在为《孟子》作注时所说："伦即序，也就是秩序、序次。"但这一序次并非一般关系，而是"识人事之序"，是"从人从仑""仑者辈也"。可见，伦理中的"伦"是指对人与人关系的一种界定。那么，伦理中的"理"又做何解释呢？很简单，"理"即条理、道理。将伦和理联系起来，"伦理"之义就是人们在社会生活中结成的客观存在的相互关系，以及处理这些关系时应该遵循的道德和准则。如孟子提出"五伦"，即父子、君臣、夫妇、兄弟、朋友，这就是一个人生活在现实世界上必然牵涉的五种基本关系，如何处理好这些关系乃人生之要义。而要处理好这些关系，人们分别应遵循什么样的道理和准则呢？孟子认为："父子有亲，君臣有义，夫妇有别，长幼有序，朋友有信。"也就是说，"有亲、有义、有别、有序、有信"就是人们在处理"五伦"关系中所应遵循的"理"。具体说来就是，为人父者要做到"慈"，为人子者要做到"孝"，这即是"父慈子孝"；为人君者要做到"仁"，为人臣者要做到"忠"，这即是"君仁臣忠"；为人长者要做到"友"，为人幼者要做到"恭"，这即是"兄友弟恭"等。可见我国古人在对现实人生的思考上表现出了极大的智慧，正式确立了处理"五伦"关系时要遵循的"理"。

2. 伦理与道德的关系　伦理与道德是密切联系又有本质区别的两个概念。

首先来看两者的联系。"德"与"得"相通意味着只有"得道"才能"成德"；而"道"在本质意义上来讲，是指人们在处理各种关系时所应遵循的各种道理和准则，其含义与伦理中的"理"完全一致。在复杂的社会关系中，人们一旦领悟到了这种"人伦之理"和"为人之道""悟其理""得其道"，并"化于心"，于是也就有了"德"。

伦理与道德这一内在联系同时也揭示了两者的根本性差异。伦理侧重强调的是人们在社会生活中客观存在的各种社会关系，突出的是如何保持这些复杂的社会关系，使之处于一种和谐而融洽的状态之中。而道德侧重强调的则是社会个体，突出的是社会个体能否将伦理衍生出来的道理内化为内在品性，并转化为一种自觉的行为。因此，伦理侧重于反映人伦关系以及维持人伦关系所必须遵循的规则，道德则侧重于反映道德活动或道德活动主体行为之合理性。

（三）伦理学

1. 伦理学的概念　像几何学研究几何、心理学研究心理一样，简单地说，伦理学是一门研究伦理道德的学科，伦理学的研究对象是道德。"伦理"一词，最早见于《礼记·乐记》："乐者，通伦理者也"。《说文解字》解释说："伦，从人，辈也，明道也；理，从玉，治玉也"。在这里，"伦"即人伦，指人的血缘辈分关系，转义为人与人之间的关系。"理"即治玉，指整理玉石的纹路，引申为事物的条理、道德和规则。"伦理"是调整人与人之间相互关系的道德和规则。现代汉语中，"伦理"一词就被引用为习俗、品性、思想等。英语"伦理"一词为"ethics"，其含义与道德相近，皆有习俗、品性之意，两者关系密切。故伦理学在西方又称人生哲学（philosophy of life）或道德哲学（philosophy of morals）。

伦理学是一门关于道德的学说。它以道德作为研究对象，系统化、理论化地阐述道德的起源、本质及其社会作用；阐述了一定社会的道德核心、道德原则、规范和范畴，并提出相应的道德要求；阐述了达到一定的道德水平所开展的道德实践活动。其目的在于规范人们的社会行为，形成适应一定社会、阶级、阶层所需要的道德风尚和精神文明，稳定一定的社会秩序，巩固一定的经济关系。

2. 伦理学的基本问题　伦理学的基本问题是道德和利益的关系问题。这一问题包括两方面的内容：其一是社会经济利益决定道德，还是道德决定经济利益，以及道德对社会经济有无反作用的问题。马克思主义认为，道德是社会的、历史的产物，是一定社会经济关系的反映。在人类道德生活领域中，伦理学既研究社会经济关系中的伦理问题，同时也探寻能反映社会经济关系的道德根源。社会经济利益决定道德，道德又反作用于社会经济利益。另一个是，道德如何反映和调节个人利益与社会整体利益关系的问题，即个人利益服从社会整体利益，还是社会整体利益服从个人利益的问题，也是伦理学的重要研究内容。对这一问题给出不同的回答，就形成了不同的道德体系以及相应的原则和规范，也规定了不同道德活动的标准、方向和方法。

知识链接

伦理学的类型

（1）理论伦理学（theoretical ethics）：是指研究伦理学基本理论的学科。现代西方理论伦理学的主体是元伦理学。

（2）描述伦理学（descriptive ethics）：是指描述和研究各种社会、民族、阶级或社会集团实际存在的道德状况（道德观念、道德规范等）的学科。它只对道德现象进行经验性描述和再现，又称记述伦理学。

（3）规范伦理学（normative ethics）：是以人的行为准则为研究对象，探究如何规定人们行动的理论学科。

（4）比较伦理学（comparative ethics）：是研究不同地域、时代、民族和各种文化背景下的道德实践，以考察各种道德异同的学科。

（5）实践伦理学（practical ethics）：是研究道德实践领域中的伦理学问题的学科。

（6）应用伦理学（applied ethics）：是以伦理学原则为依据，研究社会生活各个领域伦理学问题的学科，也是对社会生活各领域进行道德审视的学科。

二、职业道德

（一）职业道德

1. 职业道德的概念　所谓职业道德（professional morality），是所有从业人员在职业活动中应当遵循的行为准则，涵盖了从业人员与服务对象、职业与从业人员、职业与职业之间的关系。

任何一种职业活动必然会发生职业内部或职业之间的各种联系。为了正确处理和调整这些职业关系，每一个从业人员必须拥有职业所特有的道德意识，遵循职业所特有的行为准则和规范，即必须遵循职业道德。职业道德和价值准则永远是从业人员必须具备的素质，是做好本职工作的首要条件。随着现代社会分工的发展和专业化程度的增强，市场竞争日趋激烈，整个社会对从业人员的职业观念、职业态度、职业技能、职业纪律和职业作风的要求越来越高。因此，在社会主义建设新时期，我们要大力倡导以爱岗敬业、诚实守信、办事公道、服务群众、奉献社会为主题内容的职业道德，并全面加强社会主义职业道德建设。

2. 职业道德的本质

（1）职业道德是生产发展和社会分工的产物：自从人类社会出现了农业和畜牧业、手工业的分离，以及商业的独立，社会分工就逐渐成为普遍的社会现象。由于社会分工，人类的生产就必须通过各行业的职业劳动来实现。随着生产发展的需要及科学技术的不断进步，社会分工越来越细，从而形成了今天社会生活中各种各样的职业，并形成了人们之间错综复杂的职业关系。这种与职业相关联的特殊社会关系，需要有与之相适应的特殊的道德规范来调整，职业道德就是作为适应并调整职业生活和职业关系的行为规范而应运而生的，可见，生产的发展和社会分工的出现是职业道德形成、发展的历史条件。

（2）职业道德是人们在职业实践活动中形成的规范：人们对自然、社会的认识依赖于实践，正是由于人们在各种各样的职业活动实践中，逐渐地认识人与人之间、个人与社会之间的道德关系，才进而形成了与职业实践活动相联系的特殊的道德心理、道德观念、道德标准。由此可见，职业道德是随着职业的出现以及人们的职业生活实践而逐渐形成和发展起来的，有了职业就有了职业道德，出现一种职业就随之有了相应的职业道德。

（3）职业道德是职业活动的客观要求：职业活动是人们由于特定的社会分工而从事的具有专门业务和特定职责并以此作为主要生活来源的社会活动。没有相应的道德规范，职业就不可能真正担负其社会职能。职业道德是职业活动自身的一种必要的生存与发展条件。

（4）职业道德是社会经济关系决定的特殊社会意识形态：职业道德虽然是在特定的职业生活中形成的，但它作为一种社会意识形态，则深深根植于社会经济关系之中，决定于社会经济关系的性质，并随着社会经济关系的变化而变化。

3. 职业道德的特征　职业道德是在特定的职业实践中形成和发展起来的，因此，它除了具有社会道德的一般特征外，还有其自身的特征。

（1）职业性与实践性：职业道德的内容与职业实践活动紧密相连，反映着特定职业活动对从业人员行为的道德要求。每一种职业道德都只能规范本行业从业人员的职业行为，在特定的职业范围内发挥作用。此外，某种职业的特殊道德规范只适用于本职业从业人员的思想和行为，对其他职业从业人员也许不仅不适合，还可能被认为是不合理的。职业行为过程就是职业实践过程，只有在实践过程中才能体现出职业道德的水准。职业道德的作用是调整职业关系，对从业人员职业活动的具体行为进行规范，解决现实生活中的具体道德冲突。

（2）阶级性与共同性：职业道德在阶级社会中往往更能集中反映一定阶级的道德面貌和道德要求，具有阶级性。职业道德虽然具有特定的职业特征，但在不同的社会条件下仍存在着某些相同的因素或相似的内容，即具有共同性。

（3）稳定性与连续性：任何职业道德一经形成，便较一般社会道德具有更强的稳定性和连续性。一方面，由于职业分工有其相对的稳定性，形成比较稳定的职业心理和职业习惯，与其相适应的职业道德也就有较强的稳定性；另一方面，由于职业又具有不断发展和世代延续的特征，不仅其技术世代延续，其管理员工的方法、与服务对象交往的方法，也有一定的历史继承性，因此，职业道德在内容上又具有连续性。

（4）具体性与多样性：由于职业分工是具体而又多样的，相应地，职业道德的内容也有所区别。不同的行业和职业，有不同的职业道德标准。职业道德所规定的内容从本职业活动的实际出发，适应从业人员的接受能力，通常用规章制度、守则、公约、须知、誓词、承诺、条例等多种形式去概括出具体有鲜明职业特色的道德规范。这些道德规范从文字到内容，都十分具体、简洁、明确。

4. 职业道德的作用　职业道德是重要的社会精神力量，对社会发展、社会物质文明和精神文明建设具有极为重要的作用。

（1）职业道德建设是社会主义道德建设的突破口：人们崇高的道德品质的形成主要从职业生活实践中学习和锻炼。职业道德教育是造就有理想、有道德、有文化、有纪律的一代新人的具体而有效的途径。

（2）职业道德建设是实现社会主义现代化的有力保证：良好的职业道德能帮助人们充分认识自己的社会责任，从而热爱本职、忠于职守、积极工作，自觉为社会主义现代化建设多做贡献。

（3）职业道德建设是改善社会关系、改造社会风气的推动力：良好的职业道德能促使人们紧密协作、互相服务，整个社会链条就会形成协调、健康、团结的良性循环状态，势必会改善社会风气，推动社会主义精神文明建设。

（二）护理职业道德

1. 护理职业道德的概念　护理职业道德是在一般社会道德基础上，根据护理专业的性质、任务，以及护理岗位对人类健康所承担的社会义务和责任，对护理工作者提出的护理职业道德标准和护士行为规范。

2. 护理职业道德的内容

（1）职业态度（professional attitude）：是指劳动态度，它反映了护士对待服务对象的心理准备状态与表现出来的行为倾向。护士的职业态度将会影响护理执业活动的方式和对职业的认知。

（2）职业理想（professional ideals）：是护士依据社会要求和个人条件，借助想象而确立的职业奋斗目标及渴望在从事护理职业活动的过程中所达到的理想境界与成就。

（3）职业责任（professional responsibility）：是指护士在护理职业活动中所承担的特定职责，包括其应该做的工作和应该承担的义务。

（4）职业技能（professional skills）：是指护士完成职业活动所需要的护理技术和能力。

（5）职业纪律（professional discipline）：是指护士在护理执业活动范围内必须共同遵守的行为准则。

（6）职业良心（professional conscience）：是指护士在从业过程中，对职业责任的自觉意识，是对道德责任的自我感知能力和对道德行为的自我评价能力。职业良心的实质是自律。

（7）职业荣誉（professional honor）：是指护士在完成好自己的职责义务后所获得的社会肯定、赞许与褒奖，以及由此而体会到的职业满足感。

（8）职业作风（professional style）：是指护士在其职业实践和职业生活中所表现出来的一贯态度。

在现代社会，职业成为体现人际平等、人格尊严及人生价值的重要舞台。因而爱岗敬业、诚实守信、认真严谨、服务群众和奉献社会构成了新时期各行各业职业道德的基本要求。

第二节　护理伦理学概述

案例 1-2

患者，女，76岁，诊断为慢性支气管炎并发感染、肺心病及肺气肿收入院。一天下午，护士甲为其静脉输液，当完成静脉穿刺后，由于患者的衣袖下滑将止血带盖住，甲忘记解下止血带。随后护士甲下班，护士乙值班。在护士乙输液过程中，患者多次提出"手臂疼及滴速太慢"等疑问，乙指出疼痛是由于四环素刺激静脉所致。经过6个小时，输入500ml液体，由护士丙拔下输液针头，发现局部轻度肿胀，认为是由于液体外渗所致，未予处理。静脉穿刺9个半小时后，患者家属发现止血带还扎在患者手臂上，于是立即解下来并报告护士乙，乙查看后嘱继续热敷，没有告知其他人。

案例 1-2

两天后，患者右前臂远端 2/3 呈紫色，转院后第三天行右前臂中下 1/3 截肢术。术后因患者年老体弱，出现中毒感染引起心力衰竭、肾衰竭，于术后一周死亡。

问题与思考：

请分析护士甲、乙、丙对患者的死亡是否分别负有责任，为什么？

护理伦理学（nursing ethics）是研究护理道德的学问，它是应用一般伦理学的原理来解决和调整护理实践中人与人、人与社会及人与自然之间关系的一门学科。

一、护理道德与护理伦理学

（一）护理道德

1. 护理道德的概念　护理道德（nursing professional morality）是社会一般道德在护理实践领域中的特殊体现，是护士在护理领域内处理各种道德关系的职业意识和行为规范。

护理道德是护理领域中各种道德关系的反映，是一种特殊的职业道德，受一定社会经济关系、社会道德及护理学科发展水平的影响和制约，通过调节、认识、教育等职能，指导护理专业行为，从而促使护士更好地为增进人类的健康提供服务。

2. 护理道德的本质

（1）护理道德是一种特殊的社会意识形态：它是护理领域中各种道德关系的反映；是为了促进护士更好地为人类的健康服务；它依靠社会舆论、内心信念和传统习俗来维持，通过自觉遵守而发挥作用。

（2）护理道德是一种特殊的职业道德：护理道德调节护理领域中人与人之间的关系，涉及人的生命、健康和疾病等问题，相比其他职业道德更受关注；护理道德伴随护理而产生，随着护理职业的发展而发展。与其他职业道德相比，护理道德产生较早，稳定性更强；就其内容而言，护理道德对护士的行为进行了许多特殊规范，有别于其他职业道德。

总之，护理道德的本质是受一定的社会经济关系、社会道德和护理学科发展制约，反映护理领域中护士道德的特殊意识形态和特殊职业道德。

3. 护理道德的特点

（1）人类性与人道性：国际护理学会制定的《护士守则》规定："对护理的需求是全人类性的，护理从本质上说就是尊重人的生命、尊重人的尊严和尊重人的权利"。首先，全人类都需要护理照顾，护理工作必须面向全人类，其本身无国界、无阶级性。因此，护士应该具备为全人类服务的道德观念。但在阶级社会里，护理道德也被打上了阶级的烙印，护士的良好道德愿望难以实现，只有消灭阶级和压迫，护理道德的全人类性才能真正体现。其次，尊重人的生命、尊重人的尊严和尊重人的权利这一护理本质体现了护理的人道主义。人道主义是护理道德原则的重要内容，始终贯穿于护理道德之中。护士必须对人的生命、人的尊严和人的权利给予尊重，"不论国籍、种族、主义、肤色、年龄、政治或社会地位，一律不受限制"。

（2）继承性与时代性：护理职业及其服务对象相对稳定性决定了护理道德的相对稳定性，从而使护理道德的许多内容可以超越时代得以继承。正因为我们弘扬护理职业道德的优良传统，护理道德才得以传承。但护理道德并非一成不变，其内容随着社会进步和护理学发展不断被修正、丰富和完善，以适应时代，满足社会对护理的需求，推动护理学发展。

（3）规范性与可控性：护理伦理学为应用伦理学，护理道德规范是其重要内容。护士在处理与服务对象及与社会的关系时都应遵循具体的行为规范。护士也需要这种规范来指导并控制自己的行为。同时，护理道德的各种规范都十分明确和具体，护理的各个具体领域都有相应明确的道德要求，这种要求甚至渗透到了护理规章制度和操作规程之中，具有较强的可控性，或称为可操作性。

（二）护理伦理学

护理伦理学是研究护理道德的学问，它是应用一般伦理学的原理来解决和调整护理实践中人与人、人与社会及人与自然之间关系的一门学科。护理伦理学是护理学与伦理学相结合而形成的一门衍生边缘学科，它以护理道德为研究对象，以一般伦理学的基本原理为指导，并在护理实践中不断发展和完善，对护士健康人格的塑造、护理专业服务的指导、护理质量的保证起着非常重要的作用。

二、护理伦理学的研究对象和内容

护理伦理学是研究护士在为患者、为社会提供服务的过程中应当遵守的道德原则和规范的科学，有其特定的研究对象和丰富的研究内容。

（一）护理伦理学的研究对象

护理伦理学以护理道德现象、护理道德关系及其发展规律作为研究对象。

1. 护理道德现象 是指护理领域中普遍存在的各种道德关系的具体体现，它主要包括护理道德意识现象、护理道德规范现象和护理道德活动现象三个组成部分。

（1）护理道德意识现象：是指护士在处理护理道德关系实践中形成的心理、护理道德思想、观念和理论的总和。

（2）护理道德规范现象：是评价护士行为的道德标准，是判断护理道德活动善恶、荣辱、正义与非正义的行为准则。

（3）护理道德活动现象：是指在护理领域中，人们按照一定的伦理理论和善恶观念而采取的伦理行为、开展伦理活动的总和。

2. 护理道德关系 是指在护理领域中由经济关系决定的按照一定的道德观念形成的人与人、人与社会的护理关系，它主要包括以下几种关系：

（1）护士与患者之间的关系：这种关系是服务者与被服务者的关系，是护理工作中首要的、基本的关系。这种关系是否密切、和谐、协调，直接关系到护理质量和服务对象的健康，影响着医院的医护秩序和社会的精神文明建设。因此，这一关系是护理伦理学研究的主要内容和核心问题。

（2）护士与其他医务人员之间的关系：它包含护士与护士、医生、医技人员、医院行政管理人员、后勤人员之间的关系。在护理工作中，护士与其他医务人员之间联系广泛、紧密，彼此之间能否相互信任、尊重、支持和协作，直接影响护理工作的开展，直接关系到集体力量的发挥和医护质量的提高，并影响到良好的医、护、患关系的建立。因此，这一关系是护理伦理学研究的重要对象。

（3）护士与社会的关系：护理活动本身就是一种社会活动，护士与社会联系紧密。在护理实践中，护士不仅要履行对服务对象的健康责任，还要承担起对他人、对社会的健康责任。如计划生育、卫生资源的分配、护理观念及工作模式改革等问题，如果不考虑国家、社会的公益，就难以确定护士行为的道德性。同时，由于护理领域的拓宽，护理工作已走出医院，走向社会，进入社区，护士所要履行的社会义务将越来越多。因此，这一关系也必然成为护理伦理学的研究对象。

知识链接

患者知情同意权的产生

古希腊时代，患者无权参与医疗决定过程。希波克拉底誓言中提到："进行治疗时，必须让患者不知何事而冷静处理，不可让患者感到不安。""纵使有关治疗结果，亦不可告诉患者致生恐惧之事。"

在中世纪，医师开始与患者对话，但仅给予安慰和希望，医师仍有绝对的权威和支配地位。第二次世界大战后，纽伦堡审判揭开了知情同意的法理序幕。1972年开始，世界各国开始将说明义务法制化。近年来，让患者知情同意义务在医疗诉讼过程中逐步从一般注意义务中分化而成为特殊注意义务，即医师在进行医疗行为时，让患者在取得提供其医疗决定所必需的足够信息的基础上，做出医疗同意的义务。让患者知情同意义务是医师在履行诊断和治疗义务的同时，又一必须履行的特殊义务。

（4）护士与护理科学、医学科学发展之间的关系：护理科学和医学科学的迅速发展以及医学高新技术在临床上的应用势必带来许多道德问题，如生与死的控制，生命质量与人的潜力控制，人类行为与生态平衡等问题，都涉及护理行为道德与否的争论。对护理科学、医学科学发展提出的相关道德问题，护理伦理学应该加以认真研究并给予解答。

3. 护理道德规律　是指护理道德现象之间的内在的、本质的、必然的联系。关于各种护理道德现象之间的对立统一的分析，关于护理道德问题的本质探讨，关于护理道德的产生、变化、发展的必然性联系的研究等，都属于护理伦理学的研究范畴。

（二）护理伦理学的研究内容

护理伦理学的研究内容很多，可以概括为四个方面。

1. 护理道德基本理论　包括护理道德起源、本质和发展规律，护理道德的特点和社会作用，护理道德的理论基础，护理道德与护理学、医学、医学模式和护理模式转变、卫生事业发展的关系等。

2. 护理道德规范体系　包括护理道德的基本原则、具体原则、基本规范和基本范畴。护士在处理护理关系中的道德规范和要求；护士在不同领域（社区护理、临床护理、临终护理、教学、科研、管理等）、不同护理方式（基础护理、整体护理、自我护理等）、不同学科（内科、外科、妇产科、儿科护理等）的具体道德规范和要求；生命伦理学的特殊护理道德规范和要求等。

3. 护理道德实践活动　包括护理伦理决策、监督、评价、考核、教育和修养等。

4. 护理道德难题　系指在护理实践中，因推行新技术或开辟新的领域而产生的难以解决的道德问题。包括在人类辅助生殖技术、基因技术、器官移植、卫生资源分配、安乐死等方面产生的与传统道德有尖锐冲突的道德问题。

三、护理伦理学与相关学科的关系

护理伦理学与护理学、护理心理学、社会学、法学、美学等学科相互渗透、相互影响，既有联系，又有区别。

1. 护理伦理学与护理学 护理伦理学以护理道德为研究对象，而护理学以人的健康问题为研究对象。护理伦理学围绕护理学进行研究，主要研究在护理领域内如何处理好各种护理关系，而且两者都是以维护和增进人类健康为目的。护理事业的发展与振兴，有赖于护理伦理学的支持和保证；护理学的发展，也为护理道德奠定了新的物质基础和科学技术基础，同时对护理道德提出了更高的要求，即不断扩充护理伦理学的理论内涵。两者相辅相成，循环互补，相得益彰。

2. 护理伦理学与护理心理学 两者研究的侧重点不同。护理伦理学重点研究护理道德问题，用以规范护士的行为，更好地为人类健康服务；护理心理学研究心理因素在人类健康与疾病互相转换过程中的作用和规律，护士据此施行有效的心理护理，以维护和增进健康。两者的联系在于：一方面，护理心理学离不开护理伦理学，原因是护理心理学对患者心理的了解和研究，必须以良好的护患关系为前提，而良好的护患关系的建立有赖于护理心理工作者高尚的护理道德；同时，护理伦理学的发展向护理心理学提出了新的课题，可推动护理心理学的深入和发展。另一方面，护理心理学的发展也为护理伦理学研究提供了重要的心理依据，支持并补充护理伦理学研究的内容。

3. 护理伦理学与社会学 两者有不同的研究对象和内容。社会学主要研究社会良性运行和协调发展的条件和机制，包括护理领域的各种社会现象和社会关系。两者又是紧密相连的，护理伦理学的研究必然涉及许多社会性问题，如卫生资源的分配、护理观念及工作模式改革、患者与社会的利益关系等问题；社会学研究特别是研究护理领域中的社会问题，也涉及护理伦理道德问题，如护理关系道德问题等，这需要两者协同研究并解决，两者的研究相互支持、相互补充。同时，两者的基本目标和使命是一致的，最终都是为了人类的健康。

4. 护理伦理学与法学 两者的区别在于：护理伦理学研究护理道德，法学研究法。护理道德主要是依靠护士的自觉遵守，适用于护士，存在于护理领域，并随着护理职业的发展而发展；法学具有强制性，作用范围限于违法者，只存在于阶级社会。两者的联系表现在内容上相互交叉，功能上相互补充。护理道德与法律（特别是卫生法）相互渗透、相互包含，即法律包含着护理道德的内容，护理道德为护理法律鸣锣开道，护理法律为护理道德建设保驾护航。

5. 护理伦理学与美学 护理伦理学研究护士行为的善与恶，美学则研究客观事物及人类行为的美与丑，因此，两者是有区别的。但是人类行为的善与恶、美与丑，有着内在联系。护理伦理学对护理道德原则、规范的研究和护理行为的评价，需要美学以正确的审美观念进行理解和判断；而审美观念和审美标准的确定，又需要以正确的社会道德进行领悟。护理伦理学要求护士履行道德义务时，力求从美学角度去体验并满足服务对象的审美需要，以提高护理质量。美以善为基础，以科学的真作为依据。护理行为要力求达到真、善、美的统一。

此外，护理伦理学与教育学、人际沟通学等有广泛的联系。护理伦理学的发展，离不开这些学科提供的理论成果；而护理伦理学的研究成果又给这些学科的发展以理论支持。它们彼此相互渗透、相互补充，但又不能相互替代。

四、学习护理伦理学的意义和方法

（一）学习护理伦理学的意义

1. 有利于提高护士的道德素养 在目前新的形势下，要求护士在掌握必需的护理技术的同时，还要提高人性化服务观念，增强服务的人文性内容。这就要求广大护理人员必须具有高尚的护理道德情操。要求护士必须认真学习护理伦理学，以高尚的道德模范为榜样，努力提高自身的人文素养，树立全心全意为人民健康服务的思想。只有道德高尚的人，才能尽职尽责地为患者解除痛苦；同时，护士道德水平的高低也将影响护士自身的心理健康。

2. 有利于提高护理质量和护理管理水平 高尚的护理道德能提高护士的责任感和服务意识，能推动护士在业务上精益求精，在护理学科研究上不断探索、敢于创新，能促使护士正确地处理好护理领域的人际关系并协调好各部门、各科室的关系。所有这些，最终必将保证护理质量和护理管理水平不断提高，也将推动护理事业和护理科学的发展。当代护理科学发展日新月异，生物医学模式向生物 - 心理 - 社会医学模式转变，功能制护理向整体性、优质化护理转变，新的医学和护理技术的使用与新的护理领域的开辟，对护士提出了更高的道德要求。学习护理伦理学可以使护士树立良好的道德风尚，增强社会责任感。热情的态度、亲切的语言，不仅能稳定患者情绪，还可以坚定患者战胜疾病的信心，提高护理质量。同时，护士自觉地遵守和维护医院各项规章制度，能促进医院各系统功能的发挥，使医院各项工作有序进行，从而提高医院的护理管理水平。

案例 1-3

一位年轻的手术室器械护士，在某医院手术室正式独立工作的第7天，医院邀请一位国内首席专家实施一个难度系数极高的腹部外科手术。手术取得了巨大的成功，这位专家指导下级医生准备清理腹腔，缝合切口。这时，该护士正在认真地核对每一个器械、棉球与纱布。该护士对专家说："在我们全部核对工作完成之前，无论如何不能缝合。"这位专家自信地说："我确认没有在患者腹腔内遗留任何医疗物体。"护士坚定地说："这不符合原则，必须等待所有器械物品清点完毕。"该护士通过认真清点物品后发现，少了一个医疗棉球。护士对专家说："我们清点完毕，术中一共使用了23块纱布和16个棉球，现在我确认找到了23块纱布和15个棉球，请无论如何找到第16个棉球。"这位专家听了护士的话以后，与配合医生仔细地清理患者腹腔，终于找到了最后一个棉球。这位专家赞许地对该护士说："相信你将来一定会成为一名优秀的护士！"

问题与思考：

请对该护士的做法进行伦理分析和评价。

3. 有利于树立崇高的护理道德，促进社会的精神文明建设 道德建设是精神文明建设的一个重要内容，护理道德作为一种职业道德，是整个社会道德体系中的一个重要组成部分。护理工作的社会作用体现在对护理对象的服务上，优质的服务、良好的护患关系能促进患者以最佳的心理状态去接受治疗和护理，有助于患者尽快康复。早在 1941 年，毛泽东同志在为护士题词时指出："护士工作有很大的政治重要性。"因此，学习护理伦理学，依据护理道德要求对护士进行护理道德教育，不仅能提高护士的道德水平，还能建立起文明的护理行业新风。更为重要的是，护理工作与所有社会成员都有密切联系，护理行业是一个以服务为特点的"窗口"行业，其道德风貌在精神文明建设方面有较强的社会辐射作用。护士能践行高尚的护理道德，患者及其家属就会从中得到启迪，受到感染，产生共鸣，继而传递到家庭、单位、社会，从而促使社会风尚的转变，推动社会主义精神文明建设。相反，低劣的护理技术服务、不良的服务道德，容易导致护患关系紧张，以致矛盾丛生甚至引发纠纷，不但会影响患者的安危，而且会危及家庭和社会的安定，不利于社会主义精神文明建设。

（二）学习护理伦理学的方法

学习研究护理伦理学必须坚持辩证唯物论和历史唯物论这一根本的方法论原则。坚持以辩证唯物主义和历史唯物主义的科学世界观和方法论作为总的指导原则，同时还要掌握并运用以下几种具体方法。

1. 理论联系实际的方法 学习和研究护理伦理学就要把理论和实践、知和行有机地统一起来。首先，要系统学习，努力掌握马克思主义伦理学和护理伦理学的理论，这是学好护理伦理学的前提，也是理论联系实际的起点。其次，要身体力行，努力实践社会主义护理道德，这是学习的目的，也是学习的一个重要方法。只有坚持理论与实践相结合，知和行相统一，把学到的知识贯穿在自己的护理工作实践中，用理论指导实践，才能更好地理解这门科学，掌握其精神实质，自觉树立并践行高尚的护理道德。坚持理论联系实际，要在"联系"和"结合"上狠下功夫。要把理论和实际的结合贯穿在整个学习和工作过程中，把学习护理道德过程变成自觉实践护理道德的过程。

2. 历史和阶段分析方法 护理伦理学研究的护理道德现象和道德关系是由社会经济关系决定的，又受当时社会的政治、法律、文化、宗教等其他社会意识形态及政治上层建筑的影响和制约。不同的伦理学说反映着不同阶级的利益、愿望和要求。必须从当时的社会历史条件出发，进行客观的分析，并批判地继承和发扬古今中外丰富的道德和医德遗产，既不能否定一切，也不能肯定一切。

3. 系统的方法 系统论的研究方法已成为科学研究普遍适用的方法。系统论的研究方法要求把对象整体和要素结合起来加以认识，从而全面深入地揭示对象本质及其规律。护理道德是由道德意识、道德关系和道德活动三个子系统构成互相关联、相互制约的有机整体。学习护理伦理学就要把护理道德作为系统来认识，既坚持整体性原则，将护理道德的各个要素联系起来考虑，又要坚持动态性原则，研究护理道德的变化发展、历史联系。

4. 逻辑分析法 护理道德现象是纷繁复杂的，要找出其中的本质和规律性的内容，实现科学的分析和综合，我们就要采用从个别到一般的归纳法和从一般到个别的演绎法。我们对护理道德现象进行是非、善恶的道德评价、判断，对不同时空、不同地域、不同社会环境下形成的护理道德进行异同比较及其原因和影响因素的考量和分析，可以采用纵比、横比、同比、异比等比较法来进行研究。

5. 价值分析法 科学反映事物的本质和变化发展规律，解决"是什么"的问题，属于事实的判断。伦理学研究人的行为及其社会关系，要解决行为"该不该"的问题，属于价值的判断。在护理实践中，护士都将面对这两种判断分析。如果涉及护理技术领域，护士要进行事实的分析；而涉及护理道德领域，护士就要对其进行价值的分析。在护理实践中，护士不仅要区分事实价值，还要区分哪些行为有价值，哪些行为无价值，甚至是负价值；要区分护理行为的科学价值和社会价值，以及对自己的价值和服务对象的价值。护士要做出正确的价值判断，并从中提高自己道德思考、道德想象和道德分析判断的能力。

小结	护理伦理学是研究护理道德的学问，它是一门应用一般伦理学的原理来解决和调整护理实践中人与人、人与社会及人与自然之间关系的学科，是护理学与伦理学结合形成的一门衍生边缘学科。护理伦理的研究对象就是护理道德现象、护理道德关系及其发展规律。学习和研究护理伦理学，就是要认识和理解护理道德的作用、意义，并熟知护理道德的规范及道德原则，从而调节护士与他人、社会之间的关系，提高护理质量和护理管理水平，促进护理科学的发展。

自 测 题

一、名词解释

1．护理伦理学　　2．伦理　　3．道德

二、选择题

A₁型题

1．伦理学的基本问题是
　　A．物质和精神的关系问题
　　B．人和自然的关系问题
　　C．道德和利益的关系问题
　　D．人和人的关系问题
　　E．人和社会的关系问题

2．护理伦理学的研究对象不包括
　　A．护士和家人的关系
　　B．护士和护士的关系
　　C．护士和患者的关系
　　D．护士和医生的关系
　　E．护士和社会的关系

3．在护理工作中最基本、最首要的关系是
　　A．护士与其他医务人员的关系
　　B．护士之间的关系
　　C．护士和服务对象的关系
　　D．护士和医学科研的关系
　　E．护士和社会的关系

A₃型题

某女性患者，卵巢癌术后7天排尿不畅，早班护士按医嘱要求准备为患者导尿，却遭到其拒绝。护士遂退出病房，说："真不懂事，为她好都不知道"。护士长闻讯询问患者，得知患者拒绝的理由是：不知导尿是否有必要，且无保护隐私的措施。

1．面对患者的拒绝，最符合伦理原则的做法是
　　A．尊重患者意见，不予导尿
　　B．报告护士长，让护士长处理
　　C．向患者询问拒绝的理由，有针对性地讲明导尿的意义，并采取保护隐私的措施，在患者同意的情况下为其导尿
　　D．询问患者家属，以取得家属同意
　　E．教育患者，使其明白导尿是有益处的

2．在此案例中，护士的行为说明，在这位护士眼中
　　A．患者是有躯体疾病的人，护士的本职工作就是做好躯体护理
　　B．患者是有心理活动的人，关注患者的心理也是护士的本职工作
　　C．患者是有尊严的人，护士应该尊重患者的人格

D. 护士是有尊严的，患者应尊重护士的劳动

E. 患者有拒绝护理治疗的权利，护士应该尊重患者的决定

三、简答题

1. 简述护理伦理的研究对象。
2. 简述伦理学的基本问题。

四、案例题

患者王某，男，84岁，无业。因急性肠梗阻住某院急诊室。患者过去曾患过脑梗死，现在左侧肢体活动受限。肠梗阻经治疗24小时无好转，主治医师认为需手术治疗，约需费用1.5万元。患者系自费，又无子女，由侄女提供医药费。但是，侄女提出负担万元以上的费用有一定困难，仅可支付6000元，恳请医生根据经济情况采用适宜的治疗方案。在此情况下，为挽救患者生命采取急诊手术治疗，共用8500元。术后，患者因伤口感染，一个月未愈合，于是其侄女要求接患者出院。

请分析：

对患者侄女的选择，医务人员应持何种态度？

（孙宏玉　金鸿雁）

第二章

护理伦理学的理论基础

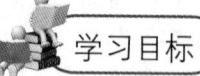 学习目标

识记：
1. 阐述生命神圣论、生命质量论和生命价值论的含义。
2. 阐述道义论的含义、表达形式和特点。
3. 阐述美德论、道德品质、护理道德品质的含义。

理解：
1. 解释生命神圣论、生命质量论与生命价值论的辩证关系。
2. 评价道义论的意义和局限性。
3. 分析道德品质与道德行为、原则、规范的关系。
4. 描述护理道德品质的内容。

运用：
1. 应用护理伦理学的基本理论分析并解决临床工作中的案例。
2. 应用护理道德品质培养和形成规律促进良好道德品质的形成。

　　护理伦理学的理论基础是构建护理伦理学理论体系的基石，它与护理伦理学的基本原则、规范和范畴共同构成了护理伦理学的规范体系。深刻理解护理伦理学理论基础并能够在临床护理工作中实践，对于全面提高护理人员的伦理境界、加强其道德修养，进而推动整个社会医德医风建设具有重要的意义。

第一节　生　命　论

案例 2-1

　　两个患者均需要肝移植，甲患者，男性，78岁，肝癌患者，一位对国家科技事业有突出贡献的老工程师；另一患者乙，18岁，男性，待业青年，在购物时因见义勇为协助捉拿歹徒，被歹徒刺伤，肝破裂，危在旦夕。正好医院有一个可供移植的肝，经检查两位患者的组织配型均符合，两人均有能力承担移植所需的经济费用。

　　问题与思考：

　　请问医生该给哪一位患者进行移植，其伦理学依据是什么？

生命论是护理伦理学中善待生命的理论，是围绕如何看待人的生命而确立的理论，用于解决如何认识生与死，怎样处理生与死的矛盾问题。人类对生命的认识与看法经历了漫长的过程，先后经历了生命神圣论、生命质量论和生命价值论三个不同的伦理认识阶段。

一、生命神圣论

生命神圣论是人对自身生命认识的一种伦理观，它在近现代医学伦理学和生命伦理学的理论体系中占据重要地位。

（一）生命神圣论的含义

生命神圣论是指人的生命只有一次，具有至高无上和神圣不可侵犯的道德价值的伦理思想。

它强调在任何情况下都要尊重人的生命，在任何情况下的保存和延长生命都是道德的，一切人为终止生命的行为都是不道德的，不允许对生命和死亡有任何触动和侵犯，这是一种非常传统的古老生命观。正如德国诗人海涅所言："生命是最珍贵之物，死亡是最大的罪恶。"

按照生命神圣论的观点，医护人员应当把维护人类的生命作为自己的首要职责，当人的生命遇到疾病危害或面临死亡威胁时，医务人员应该义不容辞地利用自己所掌握的医学知识和手段竭尽全力维护生命的存在，帮助患者恢复健康，挽救生命，延缓死亡。

（二）生命神圣论的由来

历史上，中西方都有关于生命神圣的论述。中国最早的医学著作《内经·素问》中指出："天覆地载，万物悉备，莫贵于人"，即人的生命是最宝贵的，保存生命是人的天性；唐代孙思邈的《备急千金要方》中谈到："人命至重，有贵千金，一方济世，德逾于此"，并立志"誓愿普救含灵之苦"，把拯救患者的生命作为自己的天职；《吕氏春秋·贵生》中提到"圣人深虑天下，莫贵于生"，是说圣人考虑天下的事情，认为没有任何东西比人的生命更宝贵。西方两千多年前的《希波克拉底誓言》里也讲到"我要保护自己生命和技艺的纯洁与神圣"；《费尔巴哈哲学著作选集》中提到"生命就是人最好的宝物"等。总之，无论在中国还是西方，这种观念的产生与过去医学的不发达、人们对生命现象的不了解、宿命论的影响及宗教的影响等因素有很大关系。

（三）生命神圣论的意义

1. 使人们珍重生命，有利于人类的生存、繁衍和发展　在人类社会早期，人们意识到生存的艰难，产生了生命极其宝贵的生命神圣思想，唤醒人们关心和珍惜生命的良知，并产生了互助观念，这是人类及其种族得以生存、繁衍和发展的重要思想基础，对人类争取自由平等及珍爱生命等方面发挥重要作用。

2. 促使医学科学和职业的产生并促进其发展　生命神圣论是医学科学和医学职业产生的基础。生命宝贵，所以当生命受到伤害、受到疾病折磨的时候，就需要一种学问予以研究和解决，就需要有一种职业、一部分人专门为这些受到伤害、备受疾病折磨的人们提供帮助。这门学问就是医学，这种职业就是医疗卫生职业，这些专业人员就是医务人员。生命神圣思想激励人们探索生命的奥秘，发现诊治疾病的新方法，建立维护人类健康的完善的医疗卫生制度，也大大促进了医学科学的发展和医疗技术的进步。

3. 为医学人道主义理论的形成和发展奠定了思想基础　纵观人类道德的发展史，生命神圣论是传统医学道德、乃至社会一般道德的一条最基本的道德准则，它所要求的热爱生命、关心和珍惜生命的特点构成了医学人道主义的主要内容，因此，生命神圣论为医学人道主义理论的形成和发展奠定了思想基础。

（四）生命神圣论的局限性

在《自然辩证法》中，恩格斯从辩证法角度指出："今天，不把死亡看作生命的重要因素、不了解生命的否定实质上包含在生命自身之中的生理学，已经不被认为是科学的了。因此，生命总是和它的必然结果，即始终作为种子存在于生命中的死亡联系起来考虑的"。因此，随着社会的发展和认识的深入，这种绝对化的生命神圣论已经开始暴露出其局限性。

1. **生命神圣论具有抽象性，缺乏辩证性**　它片面强调生命至上，主张对人的生命应不惜一切代价进行抢救，甚至不惜耗费大量资源去保护丧失社会价值的生命，只重视生命的生物属性和生命的数量，忽视生命的社会属性、生命质量和生命价值，容易导致绝对化。其结果是保护了大量无意义的低质量生命，造成了有限卫生资源的浪费，影响了卫生资源的合理分配，影响了计划生育政策的实施及人口素质的提高。

2. **生命神圣论在现实中将面临一系列挑战**　人类辅助生殖技术、器官移植、安乐死、优生优育技术、计划生育政策等使生命神圣论受到极大冲击。当今社会，随着人口数量的膨胀、社会生命质量提高和资源的有限性等各种社会现象的凸显，现代医疗技术下"无效生命"的存在和社会资源合理分配之间矛盾的激化，以及现代生物医学技术操纵生命、优化生命能力的提高，这使生命神圣论势必受到严重挑战。

总之，生命神圣论是绝对与相对的统一。绝对性基于人类是社会历史发展的主人，人类是物质财富与精神财富的创造者，在此意义上，人的生命是最宝贵的，绝对不允许对其任意蹂躏。相对性则指在一定条件下为了国家的、民族的、集体的利益，个体生命意义必须放到人类的整体利益中去考虑。正如美国康奈尔大学科学与社会学教授莫里森（R. S. Morison）所说："对人类生命的这种尊敬，对全社会是十分重要的，而且必须加以维护，但这种尊重不必基于某些绝对的价值观念。"

二、生命质量论

伴随着 20 世纪中期以来出现的一系列社会问题，如世界人口迅速膨胀、医疗卫生资源短缺、人口老龄化问题严重、人口数量的飞速增长等，人类越来越重视生命的质量，因此，在生命神圣论的基础之上就衍生出了生命质量论。

（一）生命质量论的含义

生命质量论是以人的自然素质（如器官功能、智商、全身状态等）的高低、优劣为依据，衡量生命对自身、他人和社会存在价值的一种伦理观。它强调人的生命价值不在于生命存在本身，而在于生命质量。古罗马的哲学家辛尼加把生命比作一部小说，"不在长，而在好"，强调的就是人的生命质量，人的存在价值。

（二）临床患者生命质量的分级

按照生存和生命状态界定，临床患者生命质量分为三个等级：

第一质量：指经治疗能满足生理及生存的最基本的需要，即生命质量最低的要求。如日常生活能自己饮食、站立行走、能大小便、交谈、大脑思维活动正常等。

第二质量：能从事一般劳动和一般工作，能料理一般生活。这是指具备一定的体力条件，做一些轻微的事情。如可以料理家务、外出行走、可以阅读、写字等。

第三质量：能发挥个人聪明才智与特长，在智力、体力方面获得相应的发展。这是指能够承受一定强度的体力与脑力劳动，它是生命质量的最高标准和要求。如能够从事科学研究、从事管理与领导工作等。

护士在临床工作中既要保护患者的生命，也要考虑患者的生命质量，在保护患者生命的前提下力争最好的生命质量。在考虑患者的生命质量时，首先应争取第三质量、第二质量，最差的情况也应该争取第一质量，当可以争取更好的生命质量时，却放弃了争取的机会，不仅在医学上是失败的，在道义上也是会受到谴责的。

（三）生命质量论的意义

1. 生命质量论为制定国家政策和做出医疗决策提供了理论依据　它为现代社会提出的人口政策：即提高人口素质、计划生育、优生优育等提供了理论依据，也为现代有关生与死的医学伦理道德，如安乐死、极低出生体重儿的处置等医学难题提供了理论依据。

2. 生命质量论反映了人类对生命认识的不断完善和提高　由传统的生命神圣论到对生命质量的理性选择，人类已经认识到生命质量、人口素质不仅关系到国家的前途、民族的兴衰，还关系到人类自身的命运，这种认识的提高势必促进人类的发展与进步。

3. 生命质量论促使医务人员追求高质量的生命　生命质量论的出现，使医务人员认识到，医疗卫生工作不仅是为了解除患者的病痛，维护和延长患者的生命，还要尽最大努力促进患者的康复和提高生命的质量，争取使其处于最佳的生命状态。

（四）生命质量论的局限性

生命质量论从人的自然素质谈生命存在的价值，一般来说二者是一致的。但并非所有质量低下的生命都无意义，如霍金，他的生命质量很低，但存在的价值却很高；也并非所有质量高的生命意义都很大，如一个高智商的罪犯，他的生命质量很高，但他的危害性也更大。因此，单纯以生命质量的高低为标准来决定生命的取舍必然是片面的。

知识链接

生命质量的分类

（1）主要质量：指个体生命的身体或智力状态。根据这一生命质量标准，严重的先天心脏畸形或无脑儿，其主要质量已经非常低，因此，已经没有必要进行生命维持。

（2）根本质量：是与他人在社会和道德层面相互作用中的生命意义和目的。根据这一生命质量标准，如极度痛苦的晚期肿瘤患者、不可逆的昏迷患者已经失去了与他人在社会和道德上的关系，失去了生命的意义和目的，因此，已经没有必要进行生命维持。

（3）操作质量：是利用智商或诊断学的标准来测定智力和生理状况。根据这一生命质量标准，智商高于140的人是高生命质量的天才，智商在70以下的人属于心理缺陷，智商在30以下者是智力缺陷较为严重的人。

三、生命价值论

随着近现代各种价值理论的兴起和影响，一种把生命神圣和生命质量相统一的崭新生命伦理观，即生命价值论，正式成为当前医学领域的主导思想，它构成了现代生命伦理学的核心，成为当代人类对人的生命控制和死亡控制的主要依据。

（一）生命价值论的含义

生命价值论是以人的内在价值和外在价值的统一来衡量生命意义的一种伦理观。

具体内涵包含三个方面：第一，尊重人的生命，即关心、维护和保卫人的生命，因为人的生命及其价值是至高无上的。第二，尊重生命的价值，人的生命只有一次，对于个人而言，它是有第一价值的，对于他人和社会而言，也有着重要的价值。也就是说，人的生命对于主体和客体都有存在的价值，这个价值就是人的生命内在价值和外在价值的统一。第三，人的生命是有价的，如果生命质量低劣，是没有义务加以保护和保存的。

（二）生命价值的种类

1. 根据生命价值主体的不同，生命价值分为内在价值和外在价值　内在价值是生命具有的对自身的效用，是生命所具有的潜在的创造能力和劳动能力的属性，即生命的生物学属性；外在价值是生命具有的对他人、社会的效用，是把内在价值发挥出来，为社会创造物质财富和精神财富的属性，即生命的社会属性。

2. 根据生命价值是否已经体现出来，生命价值分为现实的生命价值（现实价值）和潜在的生命价值（潜在价值）　现实价值指已经显现出生命对自身、他人和社会具有的效用；潜在价值指生命目前尚未显现、将来才能显现出对自身、他人和社会的效用。

（三）判断生命价值的依据

判断生命价值应该是理性和深入的，应该是生命的内在价值和外在价值的统一。内在价值的高低影响外在价值发挥的大小，有时甚至决定外在价值的表现与发挥；外在价值既是内在价值的反映和体现，也会反过来影响内在价值，不断丰富内在价值，外在价值影响并决定人的生命价值，因此，衡量一个人生命的意义主要看其外在价值，即对社会的贡献。正如爱因斯坦所说："一个人的价值应当看他贡献什么，而不应当看他取得什么。"

当然，生命价值处于动态变化之中，在评价一个人的生命价值时，特别是在决定生命取舍时，必须保持全面、冷静和审慎的态度。例如，医护人员在竭力抢救患者生命的同时，对于那些患有"不治之症"的晚期患者是否可以终止或撤销治疗，对这一问题应当做出价值判断。新的生命伦理学认为，生命的神圣在于它的质量和价值，应当在提高生命质量和价值的前提下，维护生命的神圣和尊严。

（四）生命价值论的意义

1. 有利于全面认识生命的存在意义　生命价值论的提出，弥补了生命质量论的缺陷，它把生命质量和生命价值统一起来去衡量生命的意义，对生命的认识更加全面和客观，比生命质量论的涵盖面更广，辩证性更强。

2. 有利于做出科学的医疗决策　对临床工作中的一些难题，如公正地分配稀有卫生资源；患者在无法支付医疗费用的情况下，医疗机构和医务人员的应对措施；对缺陷新生儿的处置；节育技术的推广及安乐死的应用等问题，提供了新的思路和方向。

3. 有利于推动医学进步和社会发展　生命价值论使医学道德的观念从维护生命的层次上升到提高生命质量和价值的高度，使医学道德的目标从关注人的生命价值和医学价值进一步扩展到关注人的社会价值，为现代医学科学的发展提供了导向作用。

生命神圣论、生命质量论和生命价值论三种观点是社会不同发展阶段的产物，它的形成和发展过程是人类生命伦理观不断完善的过程，是人类对自身认识的不断飞跃。但是，我们不能孤立地来认识这三种观点，而应该将三者有机结合起来，汲取其中合理成分，用于指导理论和实践。

人的生命是神圣的，其神圣性以一定的质量为前提，以实现一定的价值为目的；生命之所以神圣就在于生命是有质量、有价值的，具有一定质量与价值的生命才是生命神圣的最根本内容。人类应该珍重、救治、完善自身生命，但在一定的条件下，可以根据其生命质量和价值，采取相应的措施分别对待。

第二节 道 义 论

案例 2-2

患儿李某，女，5岁，患肾炎继发肾衰竭住院3年，一直做肾透析，等候肾移植。父母商讨后同意家人进行活体移植。经检查：其母因组织类型不符被排除，其弟年纪小也不适宜，其父中年、组织类型符合。医生建议父亲作为供体，但其父经一番思考后决定不做供者，并恳请医生告诉家人他不适合做供者，因他怕家人指责其对子女没有感情，医生虽不太满意，但还是按照他的意图做了。

问题与思考：

医生"说谎"道德吗？患儿父亲的做法对吗？从伦理角度进行分析并说明理由。

在护理工作中，护士的责任不断被强化，护士该做什么，不该做什么以及如何做才符合伦理道德等问题经常用于讨论和评价护理行为和护士人格。这些问题的讨论反映了人们对护士责任的关注。当然，在护理关系中，不仅是护士，其他医务人员以及患者都面临着不同的责任，这便是道义论要讨论的内容。

一、道义论的含义及特点

（一）道义论的含义

道义论又称义务论，是关于责任与应当的理论。它主张道德个体要遵照某种既定原则、规则或事物本身固有的正当性去行动。道德义务即人们在道德上应承担的责任。它的表达形式是：该做什么、不该做什么以及如何做才是道德的。

道义论认为，评价一个行为的正确与否不在于行为的后果，而应依据行为本身所具有的特性或行为所依据的原则。其代表人物康德认为，一个人的行为如果符合某一种道德规则，就可以被认为是正确的行为，而且有些原则和规则无论后果如何都必须遵守，如"信守诺言""不许说谎"等。在护理实践中，通过规定护士的行为准则和规范，把他们的行为限定于合理范围内，构成了众多的护理道德义务，其主要任务是确定护士的护理道德责任。义务论可分为行为义务论和规则义务论两种。

知识链接

行为义务论和规则义务论

　　行为义务论是指一个人依靠直觉、良心和信仰就能够直接判断应该做什么，不应该做什么。行为义务论者认为没有任何的普遍道德规则或理论，只有我们不能加以普遍化的行为、情况和人，人们在某一特殊情况下所做的决定基于自己所相信或感觉应当采取的正确行为。行为义务论强调直觉的重要性，因此又被称为义务直觉主义。

　　规则义务论是指个体道德行为必须根据道德原则来确定其是否合乎道德性。规则义务论者认为，道德原则具有普遍适用性，只有符合具有普遍性的道德原则的行为，才具有道德意义。

（二）道义论的特点

　　1. 无条件性　义务论所确立的普遍原则是绝对的，对道德原则应无条件遵守。个人所遵循的道德原则必须能成为一个普遍原则，具有普遍有效性。这个普遍原则不包含任何外在的功利性的内容，每个人不应当从自己的功利追求出发去行动，而必须从纯粹的普遍性原则出发，这样个体的行为才是符合道德的。由于在具体实践活动中，不一定每个人都服从这个普遍原则，所以，哲学家康德将道德原则称为"绝对命令"，以"命令"的形式保证这个原则能够为每个人所遵循。

　　2. 自律性　人们在对普遍道德原则充分认识的基础上，自觉遵守，不受外在势力强迫，规范自己的行为，实现意志自律。

　　3. 以人为目的　始终把人当作目的，而不是手段，使人自身获得具有绝对价值的最高尊严。这里的人不仅是对自己而言，更把他人看作目的，换言之，只要是具有理性的生命都具有绝对价值，是最高目的。

　　4. 为义务而义务　在义务论中，义务、责任和应当三者的意义是相同的。道德不是出于个人的爱好、情感、功利和欲望，而是纯粹按照善良意志所要求的应当，忠实地履行为了义务而义务的职责，而不管其行为后果如何，都是正当的，合乎道德的。

二、道义论的意义和局限性

（一）道义论的意义

道义论在中西方伦理思想发展史上占有重要地位，具有重要意义。

　　1. 明确义务，指导行为　义务论的表达形式是应该做什么、不应该做什么，非常容易被人们理解和接受。因此，义务论对人们的道德活动具有重要的指导作用。

　　2. 促进道德主体的自我提升和完善　在人们的道德活动中，一旦道德义务升华为道德责任感，道德主体即具有了积极向善的推动力，便会自觉履行道德义务，促进自我的完善和提升。

　　3. 调节人际关系和社会关系　义务论所包含的道德义务产生于人们的社会实践活动，并经过历史检验证明是对调节人际关系和社会关系非常有用的道德原则和规范。

（二）道义论的局限性

尽管义务论在伦理学理论中占有非常重要的地位，并发挥着重要作用，但随着社会发展，新的问题不断出现，义务论的局限性也日益明显。

1. 忽视了动机与效果的统一 义务论只强调行为的动机，否认行为的结果在道德判断中的作用，忽视了动机与效果的辩证统一。动机在人们的行为中起着重要的指导作用，一般来说，好的动机常对应好的结果，不良动机对应坏的结果。但社会生活是十分复杂的，并非总是呈现出动机与效果的一致。有时良好的动机并不能带来好的结果，不良动机也并非真如人们预计的那样出现不良后果。况且，动机存在于人们的思想意识之中，难以被观察，不易做判断，因此，仅根据动机判断一个人的行为道德与否是非常困难的。

2. 无法调节不同层次义务之间的矛盾 义务论强调道德原则的普遍性，道德义务的绝对性，否定道德义务的层次性。在社会生活中，不同层次的义务之间有时存在矛盾，道德主体无法同时满足不同层次的义务要求，如对个人的义务与对社会的义务相矛盾时，义务论常难以应对。

传统义务论中的义务是单向义务的关系，只讲护士的义务，而不讲患者的义务，并且它所讲的义务也是从个体关系上展开的，只要你是一名护士，就要无条件地为患者服务。而现代护理学已经突破了传统伦理中护士与患者之间的线性义务关系，而发展成为护士与患者、护士与社会等多重性质的契约关系。护理工作已成为一种广泛的社会性事业，它不仅涉及护士与患者，而且涉及护士与他人、与社会的关系。这就要求护士在护理活动中不仅要考虑患者的当前利益，还必须考虑人类整体和后代的社会公益。

三、道义论对护理实践的影响

（一）规定了护理工作的神圣性和全人类性

世界医学会 1949 年在《日内瓦协议》中明确指出："在我的职责和我的患者之间不允许把对宗教、国籍、种族、政党和社会党派的考虑掺杂进去"。《协议》规定了护士的神圣义务，即竭尽所能为患者提供尽心周到的服务，不能以任何非医疗理由推卸为患者解除痛苦的义务。超越国籍、种族、党派之争，把人的健康作为神圣目的成为护理工作的基本要求。

（二）明确了护士应该做什么，履行什么义务

康德明确地把"我应该做什么"作为义务论要回答的问题。把这个问题引入护理工作中，就是要回答护士应该做什么。只有忠实地履行义务，实事求是地按照护理工作规程对待患者，护士的道德价值才能实现。

（三）强化了护士的道德自律意识

要求护士对护理道德原则和规范有基本共识，并将其内化为自觉意识。护士必须无条件地遵守护理道德原则和规范，不论个人的好恶，不计较个人的利害得失，维护患者的生命健康利益和人格尊严，自觉地尽自己的责任和义务。

（四）培养了具有优良道德品质的护士

在实践中，义务论对护理道德建设产生了积极影响。护士的道德义务源于护理实践，是做好护理工作的需要，并经过长期的护理实践活动证明是必要且有意义的，因此，被护士认真地遵守和履行，在此过程中也提高了护士的道德品质，培养了一代代具有优良品质的护士。

第三节 美 德 论

案例 2-3

王文珍，海军总医院护理部总护士长，第42届国际南丁格尔奖获得者。33年默默坚守在一线临床护理岗位，用她的追求赢得了人们的尊敬。

她在刚做护士不久，便不顾别人劝阻主动承担了一位不能自理、没有亲属陪床的老人的陪护工作。帮老人翻身、洗尿布、擦洗身子……曾悉心照顾一位因患艾滋病而绝望跳楼自杀的青年，为患者洗头洗脸、剪指甲、刮胡子甚至吸痰、掏大便……

2003年，面对异常严峻的非典疫情，王文珍把危险留给了自己。"不管这种病有多么大的传染性，只要患者来了，我先上！"一天，医院收治了一位重症非典女性患者，这位患者已传染了3人，被隔离后不配合治疗，情绪非常低落，几次执意要轻生。不管患者怎样发脾气，使性子，王文珍都不离不弃。每天给患者喂水、喂饭、倒大小便，和患者聊家常。患者康复出院时，紧紧拉着王文珍的手说，"护士长，要是没有您，我肯定挺不到今天，也活不到出院。"

王文珍说："患者把生命交给你，你就得对他们负责。作为一名护士，就要像对待自己的亲人一样对待患者。"

问题与思考：

王文珍护士长的行为与她自身的道德品质是否相关？在她身上体现了哪些美德？护士应如何培养自己良好的道德品质？

美德论的历史源远流长，古希腊哲学家亚里士多德提出"美德即知识"，最早构建了较为完整的美德论体系。此后，诸多伦理学家在其美德论的基础上构建了自己美德论的伦理学体系。

一、美德论概述

（一）美德论的含义和内容

在伦理学中，美德是一种道德意识概念，是对个人或社会集团良好的、稳定的道德品质所做的概括说明。美德与德性密切相关，德性（virtue）意为良好的性格和美德，所以美德论也被称为德性论或品德论。

所谓美德论就是研究一个完善的道德个体应当具备的基本德性，以及如何成为完善道德个体的理论。具体而言，即探讨什么是道德上的完人以及如何成为道德上的完人。美德论不把伦理学理解为一套指导行动的规则，而将其理解为一种角色义务或职责特征。它重视道德主体的内心，强调个人品德在道德决策中的作用。

美德论的内容非常丰富，不同时代、不同国家和民族都形成了众多传统美德，如仁慈、诚实、勇敢、勤劳等。在长期的医疗、护理实践工作中，人们对医生、护士的道德品质提出了特殊要求，由于护士的行为具有更多的奉献成分和牺牲精神，所以美德论成为护理领域中很重要的伦理学理论。

知识链接

亚里士多德关于美德的思想

美德论的主要代表人物是亚里士多德，他在著作《尼各马可伦理学》中对美德给出了完整的阐述。美德被定义为品质的卓越，是一种自然流露出来的、合适的行为的稳定倾向。在亚里士多德的著作里，美德被分为两种，一种是非道德的美德，如勇敢、乐观、自我控制；一种是道德美德，如诚实、仁慈、公正。那么，什么样的行为倾向是美德呢？对这个问题，亚里士多德提出了著名的"中道"说来回答。所谓"中道"就是在某种境况下所呈现的既不过度又非不及的感受或者行为。亚里士多德把某种境况下的行为和感受程度分成三个等级：过度、不及和中间。如在面对危险时，过度的反应是逞强，不及的反应是恐惧，而居于中间的反应是勇敢；又如，对待金钱的问题上，过度的反应是挥霍，不及的反应是吝啬，而居于中间的反应是慷慨。所以，像勇敢和慷慨这样的感受或行为方式就是美德，而过度和不及的感受或行为方式就是恶，或者说，"德性就是中道，是对中间的命中"。当然，并非所有的行为和感受都有一个"中道"，有些行为方式本身就是一种恶，如偷盗、杀人。

（二）美德论对护理实践的影响

美德论强调个体的道德品质和良好的道德修为，以及通过何种方式使人成为有德性的善良的人，并认为良好的品德有利于主体的道德实践。由于护士的行为含有更多的奉献成分和牺牲精神，因此，美德论成为护理领域中更重要的伦理学理论。在护理实践中，一系列的道德原则、规范对护士的行为予以指导和约束，以期使护士的行为更符合道德要求，但这并不能保证所有护士的行为都是道德的，因为道德与否还与护士的品质有关。一个具有良好道德品质的人会主动严格要求自己，不仅使自己的行为符合基本的道德要求，而且有可能实现升华，达到较高的道德境界，如案例2-3中南丁格尔奖获得者王文珍护士长所表现出来的对工作的精益求精，对患者的无私奉献，正是以其良好的道德品质做支撑的。相反，如果某些人的道德品质不佳，即使制定了非常完备的制度、规范，他们也有可能为了一己私利想办法钻规范制度的空子，做违反道德的事。

因此，美德论对护理实践的影响大致可归结为：①强调道德品质在护理实践中的重要性，促使护士注重自身品格的提升，加强自身道德的完善。②以护士良好的道德品质作为基础，促进其对护理道德原则、规范的遵守，使护士的行为符合基本的道德要求。③激励护士对道德更高层次的追求，使护理行为超越基本的道德要求，达到更高境界。

二、道德品质

（一）道德品质的含义

美德论主要讨论人应具备的道德品质。道德品质是指一定社会和一定领域的道德原则和规范在个人思想和行为中的体现，也是一个人在一系列道德行为中表现出来的比较稳定的特征和倾向。

（二）道德品质的特点

道德品质有三个基本特点：

1. 道德品质是普遍性与特殊性的统一　道德品质是个体在理解和接受一定的道德原则、规范和要求的基础上，将其转化为道德行为和道德习惯的结果。因此，道德品质体现了一定时代、一定社会集团对道德个体的普遍道德要求。但是，由于个体在性格、气质等方面的差异，道德主体在接受和反映社会的道德要求时，具有一定的差异。所以，道德品质又因人而异，具有极强的个性。任何一个人的道德品质既是社会普遍准则的反映，又体现着主体的个性，是普遍性与特殊性的统一。

2. 道德品质是稳定性与可变性的统一　道德品质根植于人们的思想意识中，并转化为人们自觉的行为方式，使个体在不同场合、不同情境中常表露出对事物或人的一贯态度和倾向，因此，它具有稳定性。但是，它的稳定性也不是绝对的、一成不变的，随着社会环境及时代的变化，人们对美德的认识会发生变化，促使个体倾向于形成社会公认的良好品德。同时，个体在道德品质形成后如果不注意保持和完善，也有可能失去已有的好品质，甚至导致个人品质的下滑。因此，道德品质既具有稳定性也具有可变性，是二者的统一。

3. 道德品质是相关性与连贯性的统一　人的道德品质是一个由诸多要素构成的复杂的系统，每一要素构成道德品质的某一方面，这些要素不是孤立存在的，而是相互联系、相互贯通、相互渗透、相互制约的。某一道德品质的存在和完善有赖于其他品质的存在和完善的程度，这反映了道德品质关联性的特点。同时，道德品质又具有连贯性，某一道德品质的缺失或变化会影响到其他品质，甚至使已经具备的道德品质发生动摇。因此，道德品质是相关性与连贯性的统一。

（三）道德品质与道德行为、道德原则和规范的关系

道德品质和道德行为是反应个体道德水平的关键要素。道德品质从静态上反映个体道德水平的高低，道德行为从动态上反映在具体情境下个体的行为和活动的道德性质，两者关系密切，不可分割。一方面，道德品质是在道德行为的基础上形成的，并通过道德行为来体现和印证。在社会生活实践中，个体在对道德原则、规范认识和理解的基础上付诸行动，并逐渐培养形成相对稳定的道德习惯和行为方式，使其成为自身的内在需要，道德品质才有可能形成。同时，需要通过观察一个人道德行为来判断其道德品质。另一方面，已经形成的道德品质对人们的道德行为有指导和支配作用。因此，道德品质与道德行为有交互作用，两者互相影响。在一定意义上，两者又是统一的，道德品质是一系列道德行为的总和，而每一个道德行为都反映了道德品质的特质。

道德品质与道德原则、规范的关系也十分密切。道德原则、规范反映了社会对人们行为的基本要求和准则，个体的道德品质在公认的道德原则和规范的指导下培养和形成，是个体将社会的道德要求变为自觉行动的过程。因此，道德原则、规范在道德品质的培养过程中起到了定向和调节的作用。道德品质促使人们自觉选择和履行符合道德原则和规范的行为，将具有外在约束力的道德原则和规范转换为自身的内在要求，即由道德他律转化为自律。因此，道德品质起到了强化和巩固道德原则、规范的作用。道德品质和道德原则、规范共处于道德体系中，相互依存、互为补充。

三、护理道德品质

（一）护理道德品质的含义

护理道德品质是指护士对道德原则和规范的认识，以及基于这种认识所产生的具有稳定性特征的行为习惯，即主观上的护理道德认识与客观上的护理道德行为的统一。

（二）护理道德品质的内容

在长期的护理实践中，护士继承和培养了许多高尚的护理道德品质，主要有以下内容：

1. 仁慈　是指仁爱慈善，具体来说就是有同情心，关心患者，坚持以患者为本。历代医家皆以"医乃仁术"为行医宗旨及医德原则。唐代名医孙思邈强调医生必须"先发大慈恻隐之心，誓愿普救含灵之苦"。明代龚廷贤在《万病回春》中的"医家十要"篇中说："一存仁心，……二通儒道，……三通脉理，……四识病原，……十勿重利"。

2. 诚实　是指坚持真理，忠诚医学科学，诚心诚意对待患者。诚实守信是护士对待患者重要的伦理要求之一。唐代名医孙思邈在《大医精诚》中用一个"诚"字来概括和诠释"大医风范"。作为一名合格的护士，必须要忠诚于患者和护理事业，对人诚、做实事、守信用。在护理实践中，倡导和践行诚实守信准则，自觉抵制弄虚作假、背信弃义、欺诈取巧的不良风气。

3. 审慎　是指周密谨慎，即在行为之前有周密的思考和方案，在行动过程中细心操作。审慎既包括思想上的小心论证、周密规划，又包括言语和行动上的谨言慎行。审慎在医疗和护理工作中非常重要，我国明代大医药家李时珍把"用药"比作"用刑"，稍有不慎就有可能危害患者生命，现实中的一些医疗事故往往与个别医护人员不够审慎有关。因此，无论对待技术，还是对待患者、同事，无论事大事小、无论何时何地，审慎都是不可或缺的美德。

4. 公正　是指护士公平合理地协调护理道德关系。主要指公平对待服务对象、人己关系、公私关系等。唐代名医孙思邈提出医生要做到"若有疾厄来求救者，不得问其贵贱贫富，长幼妍媸，怨亲善友，华夷愚智，普同一等，皆如至亲之想。"《希波克拉底誓言》中提出，"无论至于何处，遇男遇女，贵人及奴婢，我之唯一的目的，为病家谋幸福。"这表达了对"公正"的珍视。

5. 廉洁　是指医务人员品行端正、作风正派、不谋私利。在工作中，护士应将患者利益置于个人利益之上，并充分考虑弱势患者的利益，为患者提供应得的服务。合理获取收入，不接受患者或家属给予的钱物，更不得向患者索要或暗示性索要财物。我国明代医家陈实功在所著的《医家五戒十要》中提出："贫穷之家及游食僧道衙门差役人等，凡来看病，不可要他药钱，只当奉药。再遇贫难者，当量力微赠，方为仁术。"

6. 进取　即不断学习和钻研护理技术，熟练掌握科学的技术操作，积累丰富经验。护士道德品质最终要通过护理技术和护理活动来实现。随着护理技术的科技含量越来越高，护士应当更加自觉地掌握新技术，养成严谨的思维方式和负责的工作态度，不断提高护理质量。

（三）护理道德品质的培养

道德品质的培养和形成是一个长期的、逐步发展的过程，是主客观因素共同作用的结果。从客观方面看，道德品质的形成受社会环境和物质生活条件的影响。生活在一定的社会环境、物质生活条件下的个体，其思想观念、行为举止会受到社会生活的影响；同时，社会通过各种宣传教育活动把一定道德要求渗透到每个个体的思想意识中，以此实现客体对主体道德的影响。从主观方面看，道德主体又具有一定的能动性，有选择和发展道德品质发展方向的能力。道德主体的认知能力、道德情感和意志力对道德品质的形成产生直接的影响。总之，客观环境在道德品质形成中的作用要通过主体内在的自觉、能动性来实现。一定的社会物质条件和社会环境是道德品质形成的外因，主体的自我锻炼和修养是内因，是更为重要的因素。

既然道德品质的形成是主客观条件共同影响和作用的结果，那么，道德品质的培养就需要从主客观两方面入手。一方面，要创造良好的道德环境，提高道德主体对道德理论、原则、规范的认识，培养其道德判断和选择的能力，把社会的道德要求变为主体的自觉意识。另一方面，要提高道德主体的自觉修养能力，通过自我教育和社会实践，把外在的道德要求转化为主体的内在要求。

在护士道德品质形成和培养的过程中，护理道德教育、护理道德修养和护理道德评价是重要因素。三者相互作用、互为影响，共同作用于护士的道德品质和道德行为，对增强他们的道德意识，培养护理道德品质具有重要意义。

1. 护理道德教育　护理道德教育是指为使护士自觉地履行道德义务，依据一定的护理道德原则和规范，对护生和护理工作者施加的有组织、有计划、有目的、有系统的道德影响活动。护理道德教育的对象包括护士、护生、从事护理管理和其他相关工作的人员。

护理道德教育从提高护士的护理道德认识开始，通过陶冶他们的护理道德情感，锻炼护理道德意志，树立护理道德信念，养成护理道德习惯，最终形成优秀的护理道德品质。护理道德教育的过程需符合人的心理认知规律，反映道德教育的一般规律，以实现护理道德由普遍化向个体化、外在化向内在化的转化过程。

2. 护理道德修养　修养有两个方面的含义：一是指个体在政治、思想、道德品质、知识技能等方面，进行自觉的学习、磨练和陶冶的过程；二是指经过上述努力达到的某种境界。护理道德修养是指护士在护理道德品质和道德人格方面的自我教育、自我锻炼和自我改造的过程以及由此所达到的道德境界。

护理道德修养的主体是护士，修养的方法一般为：①加强理论学习，掌握相关知识，减少盲目性。②坚持实践，在实践中完成自我教育、自我锻炼、自我陶冶的过程。③坚持自觉，增强自我修养的主观愿望和能动性，提高护理道德修养的效果。④持之以恒，护理道德修养是一个长期的、不断修炼提高的过程，不能指望一劳永逸，必须持之以恒，否则有可能前功尽弃。⑤追求"慎独"，即护士在个人独处时，仍能坚持护理道德信念，按照护理道德要求行事。

3. 护理道德评价　护理道德评价是指护士、患者及社会的其他成员依据一定的护理道德原则、规范和准则，对护士、医疗卫生单位的行为活动做出是非、善恶的价值判断。对道德的、善的行为予以表扬和肯定，对不道德的、恶的行为给予批评和遣责。从护理道德评价的主体看，可以分为两种：自我评价和社会评价。自我评价是护士自身对护理活动的善恶评价，它一般通过内心信念来实现；社会评价是指护士以外的其他要素，包括患者、同行和社会对护士的护理活动做出的评价，它一般通过社会舆论和传统习俗来完成。护士通过护理道德评价进一步认识哪些是善的、可为的，哪些是恶的、不可为的，以此不断约束和调整自己，促进道德品质的不断提升。

小结	护理伦理学的理论基础，即在护理工作中进行伦理判断和伦理决策的基本理论，主要包括生命论、道义论和美德论。它们既是普通伦理学长期研究的理论成果，又关乎人的生命、价值、人性等最基本问题。护理工作的核心是对生命的尊重，对患者的关心和照护，护理实践本身体现了人们对道义、善、美德等人类价值的追求。因此，护理工作与伦理学基本理论之间的关系不是牵强地交叉，也不是自上而下的指导，而是相互的滋养和有机的融合。护理伦理学基本理论内化于护理实践，是护理实践的需要，是护理工作体现人性价值的基本要素。

自 测 题

一、名词解释

1. 生命质量论　2. 内在价值　3. 道义论　4. 护理道德品质
5. 护理道德评价

二、选择题

A₁ 型题

1. 根据生命对自身、他人、社会的效用如何，而采取不同对待的伦理观是
   A. 生命神圣论
   B. 生命质量论
   C. 生命价值论
   D. 外在价值论
   E. 道义论

2. 对生命神圣、生命质量、生命价值观，护理人员在实践中应当坚持的观点是
   A. 生命是第一位的
   B. 生命质量是最重要的
   C. 生命价值是抽象而可忽略的
   D. 生命质量论与生命价值论更重要
   E. 生命神圣论与生命质量论及生命价值论的有机统一

3. 关于生命论的论述不正确的是
   A. 生命神圣论有利于人类的生存和发展
   B. 生命神圣论促进医学科学和医学职业的产生和发展

C. 生命质量论是根据人的自然素质的优劣，而采取不同对待的伦理观

D. 生命的内在价值就是生命中尚未实现、将来才能显现出的对自身、他人和社会的效用

E. 生命神圣论与生命质量论、生命价值论的有机统一

4. 生命质量论在现代具有重要的伦理意义，下面与生命质量论伦理意义不相符的选项是
   A. 人类追求自身完美的认识飞跃
   B. 制定社会政策的依据
   C. 做出医疗决策的依据
   D. 促进医务人员追求高质量的生命
   E. 满足患者追求绝对的生命数量要求

5. 道义论是关于
   A. 动机与效果的理论
   B. 美德与操守的理论
   C. 责任与应当的理论
   D. 权利与义务的理论

E．人道与权利的理论

6．在护士道德品质培养和形成的过程中，三个重要因素是
  A．护理道德教育、修养和评价
  B．护理道德情感、认知和习惯
  C．护理道德理论、原则和规范
  D．护理道德品质、知识和技能
  E．护理道德自律、他律与社会制约

7．美德论主要讨论的是
  A．人应拥有的权利
  B．人应承担的义务
  C．人应具有的生命价值
  D．人应具备的道德品质
  E．人应具有的人格尊严

8．护理实践是护理道德修养的基础，下面与护理人员提高护理道德修养的途径和方法不符的是
  A．学习求知
  B．躬行实践
  C．持之以恒
  D．力行"慎独"
  E．自然具备

9．护理道德修养、教育和评价是护理伦理学中十分重要的问题，是形成良好护理道德行为的三要素，它们之间的关系是
  A．互相独立
  B．互不联系
  C．互相对立
  D．互相联系、互相促进
  E．互相对立、互相排斥

10．护理伦理学发展到生命伦理学阶段，其理论基础的核心是
  A．生命神圣论
  B．美德论
  C．义务论
  D．生命质量与生命价值论
  E．人道论

11．护理道德品质体现了护理道德
  A．认识的集合

B．情感的集合
  C．意识的集合
  D．意志的集合
  E．行为的集合

12．孔子曾引用当时南方流行的一句话来表达"仁者爱人"的思想："人而无恒，不可以作巫医"。从现代医学伦理学理论来说，其实际内容是
  A．医学美德论
  B．医学义务论
  C．医学后果论
  D．生命神圣论
  E．生命质量论

A₃型题

1．患者，男，80岁，肝癌晚期，已发生多处转移，因无手术指征，故行姑息疗法，但剧烈的疼痛使患者非常痛苦，且一般的止痛剂无效，患者多次提出放弃治疗的要求。他有两子一女，其中两子同意，但女儿反对，此时医生最合乎道德的做法是
  A．按照家属多数人的意见处理
  B．等家属意见一致时再按照家属意见处理
  C．根据生命价值原则，劝说家属一致同意给患者终止治疗
  D．让患者立下字据，然后就可以按照患者的意见办理而不管家属的意见
  E．为了节约卫生资源，医生应劝说家属同意终止治疗

2．某女子休假回家后，被一男子杀害。这位男子过去曾向他的精神科医生坦白他想杀她。这位精神科医生考虑到医生对患者有保密义务，没有向其家庭报告。医生曾设法将患者送进精神病院，但没有成功。该案例说明
  A．医生只应对患者尽义务，不应考虑对他人的义务

B. 医生对患者的义务与对他人和社会的义务有时会发生冲突

C. 医生为了他人和社会的利益应该放弃对患者的义务

D. 医生的道德品质有问题

E. 医生对患者尽义务与对他人及社会尽义务的矛盾是难以调和的

三、简答题

1. 简述生命神圣论的局限性。
2. 简述临床患者生命质量的分级。
3. 简述道义论对护理实践的指导意义。
4. 简述护士提升自身道德修养的途径。

四、案例题

1. 一位身患肝癌晚期但对科技事业做出突出贡献的七旬工程师，和一位年仅10岁、患急性甲型肝炎的小学生，同时到一家医院就诊，要求住院治疗，但是，由于该院医疗护理条件的限制，只能收留一位患者。请问医生应该为哪位患者开住院单？其医学伦理依据是什么？

2. 某高中生，女，18岁，患口腔颌面部恶性肿瘤，并伴有颈部淋巴结转移，医生认为需做根治术，因手术后外观和功能有一定损伤，患者家长拒绝做根治术，要求医生选择的术式既达到根治的目的又不给孩子留下伤残。医生告知只能尽最大努力，不能担保尽善尽美。家长同意签字后实施手术，术后一切顺利，家长致谢。半年后，肿瘤复发，需做第二次手术，且难度加大，家长认定是医生第一次手术切除不彻底，要求追究医生责任。请问，医生是否应承担责任，请做出伦理评价。

（梁　莉　王小丽）

第三章

护理伦理原则

学习目标

识记：
阐述护理伦理学的基本原则、具体原则和应用原则的内容。

理解：
比较各项护理伦理学的应用原则以及它们之间的辩证关系。

运用：
应用护理伦理学的应用原则分析临床具体案例。

护理伦理原则（principal of nursing ethics）是指在医疗护理过程中协调护理人员与患者、与其他医务人员以及与社会之间相互关系的行为准则和规范，是调节各类护理道德关系都必须遵循的根本准则和最高要求，是护理伦理学的核心内容。护理伦理学的基本原则在护理伦理理论体系中处于首要地位，起着主导作用，具有引领性和规范性；是护理人员道德意识和行为的具体标准，具有可操作性，它直接影响着医疗护理的质量和医院的管理水平，同时也是护理人员自身完善的必要条件。

第一节 护理伦理的基本原则

案例 3-1

护士长带领一位临床见习的学生给患者取静脉血化验，虽然护士长事先给学生讲解了静脉穿刺的要领，但是操作时学生仍有些紧张。见习生第一针未能穿刺进入血管，第二针又将血管刺破，因此双手有些哆嗦。见习生心想："不取出血来绝不罢休。"于是镇定一下又要穿刺第三针。此时，护士长及时阻止了她，并问："你考虑过患者的痛苦没有？"见习生听后带着一股怒气离去。护士长一针取出血来，并对患者说："对不起，让您受苦了。"患者表示理解，并说："没有关系，培养学生也是患者应尽的义务。"片刻，见习生又返回，并羞愧地对患者说：

案例 3-1

"我是见习生，由于技术不熟练给您带来了痛苦，请您原谅。"患者这时严肃地说："有点痛苦算不了什么，不过要记住，你们服务的对象是人，不是标本。"见习生点了点头。然后，患者又说："好了，不要紧张，我仍然支持你们的见习，技术会慢慢熟练的，我相信你将来会成为一名优秀的护士。"见习生连声说："谢谢，谢谢！"

问题与思考：

1．本案例能引起我们对伦理道德的哪些思考？
2．护士长的做法对我们有哪些启示和借鉴意义？
3．实习护士应怎样处理好与患者之间的关系？

一、护理伦理基本原则的概念

护理伦理基本原则是人们为了明确护理道德的基本精神，为新护理道德的确立指明方向，为解决伦理难题提供基本依据，从而在护理实践和护理行为准则中归纳、总结、抽象概括而得出的结论，它具有引领护理伦理准则、规范及一切护理伦理行为方向的功能。

二、护理伦理基本原则的内容、实质和要求

（一）防病治病，救死扶伤

1．基本内涵　这一原则是医疗卫生工作的根本任务，也是护士从事本职工作最基本的职业素养和道德要求，是护士完成全心全意为人类健康服务宗旨的有效途径和具体体现。

2．对护士的要求　防病治病与救死扶伤是护士应尽的职责和义务。

（1）树立良好的护理职业道德观："病家就医，寄以生死"。护士必须时刻以救死扶伤为天职，在护理实践活动中，爱岗敬业，时刻将患者的病痛与安危置于首位。

（2）正确认识并认真遵守护理职责：护士的基本职责是增进健康、预防疾病、恢复健康、减轻痛苦，这充分体现了新时期护理实践的特点与要求。

（3）刻苦学习，积极实践：护士应努力学习护理学基本理论和基本技能，积极参加临床护理实践活动，不断提高护理技术水平和服务水平。

（二）实行人道主义

1．基本内涵　人道主义（humanism）是一种几乎可以渗透至人类社会各个领域的、具有深厚历史渊源的人类精神、观念和思想。其核心内容有三个方面：①对待世界的态度上，人道主义以一种理性、自然的，而不是以迷信、非自然的态度看待世界与人的生命活动；②对待人的态度上，人道主义强调个人生命的宝贵、人格的独立、自由、平等、尊严和幸福；③对待群己关系的态度上，人道主义要求对己合理地保护和提高，对人施之以爱，"己所不欲，勿施于人"。

医学人道主义是在人道主义思潮推动下发展起来的。人道主义与医学的紧密结合，形成了医学人道主义的理论与实践。人道主义原则的本质和医学的人学本质具有内在的统一特性。医学人道主义在传统的医学文献中已有充分的体现，医学人道主义思想源于人类对生命

的追求和渴望，对受到病痛折磨的生命的同情和关心，是对人在社会生活中平等权利的尊重。

医学人道主义以自然、理性的眼光观察人类的生命活动和疾病症状，应当把它们归结为自然原因而不是神灵的作用，这点决定了医学和巫术的分离；医学人道主义要求医生以仁爱、平等的精神对待患者，关爱人类生命，对患者的疾苦感同身受，尊重患者的独立人格，理解患者的情感，因此，医学人道主义也可以归纳为"仁爱""行善"；医学人道主义还强调道德自律，尊重自我价值观，要求充分发扬医护人员自身的道德能动性。

归纳起来，医学人道主义的实质在于对人的生命价值的尊重以及对提高生命质量的重视。

2. 历史由来　由于社会历史条件的限制和医学科学发展水平的不同，医学人道主义在不同时期表现出不同的形式与特点。

在我国古代就已经产生了人道主义的萌芽，可称之为朴素的医学人道主义。其特点包括：①古代医家多具有朴素的人道主义情感。孙思邈指出："凡大医治病，必当安神定志，无欲无求，先发大慈恻隐之心，誓愿普救含灵之苦"。②这种朴素的情感是建立在要求医生对患者个体尽道德义务的思想基础之上的，很少考虑人群和社会利益。③缺乏发达的医学技术的支持，导致非人道治疗的出现。④这种人道精神与宗教的因果报应思想相联系。

随着医学技术的发展和进步，近现代医学人道主义呈现出新的特点：①医学界逐步明确人道主义行医的医德要求；②建立在近现代医学科学的基础之上，逐渐摆脱了"神"的影响；③进一步强化了生命神圣的观念，强调人的价值和尊严。

当代医学人道主义继承了传统医学人道主义的精华，在新的历史阶段得到了极大的丰富与发展，并注入了新的活力与内涵。其主要特点有：①强调医学是全人类的事业；②医学人道主义的内容更加全面、具体；③医学人道主义从仅关注个体生命开始向既关注个体又关注社会公益转变。

3. 对护士的要求

（1）尊重生命的价值：古人云，"人命至重，贵于千金。"生命的不可逆性赋予其至高无上的价值。护士只有尊重人的生命价值，才能真正地做到珍视生命、尊重生命。每个人的生命只有一次，作为以保护生命为己任的护士，应把善待每一个生命始终作为自己的执业宗旨。

（2）尊重每一位患者的人格：人道主义始终强调，每一个生命在人格层面上都是平等的，没有高低贵贱之分。人道主义要求，对每一位寻求护士帮助的个体而言，都具有平等的人格，护士对患者要做到一视同仁、平等相待。

（三）全心全意为人民身心健康服务

"全心全意为人民的身心健康服务"是护士将"为人民服务"这一基本准则应用于本职工作的具体表现，也是护理道德的根本宗旨，是一切护理工作的出发点和归宿。

1. 基本内涵　这一原则包含着深刻的含义。第一，从服务对象来说，护士的服务对象不是少数人，也不是某一阶层的人，而是广大人民群众。第二，这一原则指明了护士的服务内容是全方位的，也就是说，护士既要给予患者生理上的关心，也要给予他们心理上的照料，满足患者不断增长的健康需求。第三，服务的态度更要全心全意，即工作认真负责、不怕困难、任劳任怨。

这一原则是护理道德的全部实质和核心，也是其根本宗旨，更是护理工作的出发点和落脚点。包括在"服务对象、服务内容、服务态度"三方面的全心全意。

2. 对护士的要求

（1）正确处理好护士个人利益、患者利益与社会利益三者之间的关系：在护理实践中，护士要将患者、集体和社会利益放在首位，竭尽全力做好护理工作。工作中始终以患者利益为先，必要时可以牺牲个人利益。

（2）树立一切为了患者的基本观点，同情、关爱患者：要求护士在为患者服务的过程中，满腔热忱、高度负责，时刻关心患者的健康与疾苦，想患者之所想，急患者之所急，努力解除患者的痛苦。

综上所述，"防病治病，救死扶伤"是护士实现"全心全意为人民身心健康服务"的途径和手段；"实行社会主义人道主义"是社会主义道德对护理职业的要求，也是护士实现"全心全意为人民身心健康服务"的基本要求；"全心全意为人民身心健康服务"是社会主义道德对护理职业的要求，它既是"防病治病，救死扶伤"和"实行社会主义人道主义"的落脚点，也是护士追求的最高境界。这三方面的内容构成了相互联系、不可分割的统一体，体现了护理伦理基本原则的层次性和统一性。

第二节　护理伦理的具体原则

案例 3-2

　　苏州某家医院，一位患者被刀刺进心脏，淤血成块压迫了心脏，约有5分钟的生命时间。因为患者是一名外地务工人员，一时联系不上家属，5分钟连送到主楼手术室的时间都不够了。急诊医生为了挽救这个年轻人的生命，直接在急诊室（有菌环境）做了开胸术，取了血块，心搏恢复后送手术室无菌环境消毒和后期手术。整个环节医院工作人员进行了录像以保留证据，为防止家属不满医院的处置而起诉医院进行了证据记录。后来，果然有一批人利用媒体批评医院在急诊室开刀会造成感染，没有家属签字就进行手术不符合规定。但是医院领导说："我们宁愿要一个感染的患者也不要一个死人。如果等家属签字，这人就没命了。"后来患者痊愈了，家属也从东北赶来致谢。可是，如果医院冒了风险，结果人还是没救过来，不知家属会如何反应，或许会起诉医院，而按照现在举证责任倒置，医院就必须证明自己没有责任。

问题与思考：

1. 请对本案例进行伦理学分析。

2. 该医院的做法是否违背伦理原则？

3. 如果你在护理工作中遇到这种情况将如何处置？

国际公认的护理伦理具体原则包括"尊重原则、不伤害原则、有利原则、公正原则"。具体原则是对基本原则的明确细化和进一步解释说明，它使得护士在临床护理实践中遇到具体问题时有法可依，为更好地解决护患矛盾和纠纷提供准绳。

一、尊重原则

（一）尊重原则的概念

尊重原则（principle of respect for autonomy）有狭义和广义之分。狭义的尊重原则是指护士应尊重患者及其家属的独立而平等的人格尊严；广义的尊重原则是指护士不仅要尊重患者的人格尊严，还要尊重患者的自主权利（自主选择、自主同意、自主知情权）。因此，尊重原则可以延伸为被广泛使用的自主原则或患者自主原则，宽容原则也源于尊重自主原则。

（二）尊重原则对护士的要求

1. 尊重患者的人格权　人格权是一个人生下来即享有并应该得到肯定和保护的权利，如生命权、健康权、人格尊严权、隐私权、名誉权、荣誉权、人身自由权、姓名权、肖像权、遗体处置权等。

2. 切实履行责任，协助患者行使自主权　护士有义务主动提供适宜的环境和必要的条件，与患者进行沟通和交流，向患者提供医护信息，保证患者充分行使自主权。

（三）尊重原则的伦理意义

护患在交往过程中应该相互尊重。由于在护患关系中彼此面临的处境和扮演的角色不同，导致尊重原则更加强调护士对患者的尊重。尊重患者是现代护患关系发展的必然趋势和客观要求，护士尊重患者，使患者感受到自身的价值和独立的人格，从而调动患者主动参与护理决策的主观能动性，有利于护理决策的合理制订与顺利实施；能够保障患者的应有权益，增进患者对护士的尊重和信任，有利于建立和谐的护患关系。

（四）尊重原则在护理实践中的应用

1. 贯彻自主原则时需解决患者与家属的关系问题　首先需要确定的是患者是否有自主决策的能力（如年龄、智力水平、精神意识等情况），如果具有自主决策的能力，则是否接受护理的最终决定权在患者本人手中，不应为家属或其他代理人。如果没有，则可由家属或其他代理人代为决定。

2. 最佳方案遭拒绝时的应对措施　当患者本人和家属意见不能统一时，应当遵从患者意见；如果患者本人没有能力决策时，家属拥有决策权；当有能力决策的患者和家属反对"最佳方案"时，首先要弄清楚患者拒绝的真正原因，需要耐心细致地做好进一步的解释和说服工作，取得患者及家属的理解，并同时做好详细和完整的病案记录，以免发生不必要的医护纠纷。

3. 患者自主权并不是绝对的　当遇到下列特殊情况时，医护人员可以做出决定：①患者昏迷或病情危重，需要立即实施抢救，来不及获取患者家属的知情同意。②患者患不治之症，本人和家属将治疗权全权授予医方，但应当有书面授权意见书。③"无主"患者需要紧急救助，且本人不能行使自主权时。④患者患有对他人和社会有危害的疾病而提出不合理要求和做法时，如传染病患者拒绝住院隔离。⑤患者和家属违背医学常识，其错误的决策会导致明显危害患者的健康和生命的情况。⑥患者的自主权以不违背法律、法规、政策、社会公共利益为前提。医护人员在特定情况下有权拒绝患者的不当选择，如有权拒绝违背计划生育政策患者的要求；有权拒绝传染病患者提出行动自由的要求；有权拒绝患者在违反现行法律的情况下提出结束自己生命的要求等。因此，患者的自主权并不是绝对的，只是相对的。

二、不伤害原则

（一）不伤害原则的概念

不伤害原则（principle of non-maleficence）中的不伤害是指护理人员在为患者提供护理服务时，其动机与结果均应避免对患者身心造成伤害。不伤害是对护理行为的最基本要求，也是护理人员最起码的道德责任。

（二）不伤害原则对护士的要求

1. 重视患者的利益，培养以患者利益为重的观念，绝不能因个人自身利益而滥用诊疗护理手段。在临床护理工作中必须坚决杜绝责任伤害行为的发生。

2. 对有危险或伤害的护理措施要进行风险评估、权衡利弊、审慎考虑，选择利益大于危险或伤害的护理措施，将伤害降至最低程度。

（三）不伤害原则的伦理意义

不伤害原则的意义在于强调培养护士高度的责任心和道德感，做到敬畏和尊重生命，在执业中谨慎行事的职业意识及职业作风，让患者及家属在接受医疗和护理服务的过程中获得安全感。

（四）医疗伤害的概念和分类

1. 医疗伤害的概念　医疗伤害是指医疗护理行为对患者身心造成的伤害。在目前医疗实践活动中，任何医疗措施都是与患者的健康利益及医疗伤害相伴而来的，如手术后的创伤、药物的不良反应、辅助检查导致的痛苦与不适等。

2. 医疗伤害的分类　依据性质分为：①有意与无意伤害：有意伤害是指医护人员或主观恶意伤害患者，或不负责任、应该采取的医疗与护理措施没有实施，或为了不正当目的对患者采取了不合适的医疗与护理措施；而无意伤害是指进行正常诊治活动中对患者造成的间接伤害，如手术治疗带来的创伤，辅助检查造成的损伤等。②可知与不可知伤害：可知伤害是指医护人员在采取医护措施之前就可通过预测而应当知晓对患者的伤害；不可知伤害则指虽经医护人员预测，但难以预料的对患者造成的伤害，主要是指意外伤害。③可控与不可控：可控伤害是指经过医护人员努力可以控制的伤害；不可控伤害则指超出医护人员控制能力以外的伤害。④责任与非责任伤害：责任伤害是指由于医护人员责任问题导致的对患者的伤害，如有意伤害、可知可控却未加预测与控制的伤害等；非责任伤害是指并非由医护人员的责任心不强所导致的对患者的伤害，如无意伤害、可知而不可控、意外伤害、现有医疗条件不能达到等。

依据部位分为：①身体伤害（身体疼痛、不适、损伤或功能丧失，是操作的直接结果或副作用，可以是永久的或短期的）；②心理伤害（思维过程或情绪状态的改变，如情绪低落、心理创伤、隐私受到侵犯、精神受到刺激等）；③社会地位的丧失（羞辱、歧视、处境尴尬、失业、经济能力的下降或丧失）。

发生责任伤害是一定要追究道德和法律责任的，对非责任伤害则应该允许其存在。因此，不伤害原则主要是针对责任伤害而言，但我们应当尽量避免非责任伤害的发生。

三、有利原则

（一）有利原则的概念

有利原则（principle of beneficence）又称行善原则，是指护士在减少或预防对患者伤害的基础上，始终把患者的健康利益放于首位，尽可能多地为患者考虑，促进其健康，增进其幸福感。有利原则包括四个方面：①不应施加伤害；②应预防伤害；③应去除伤害；④应做有益于患者的事情。

（二）有利原则对护士的要求

1. 树立为患者利益服务的观念　护士要树立全面的利益观，既要关心患者的客观利益（如医疗费用的节省），又要关心患者的主观利益（如合理的心理需要和基本诉求）。

2. 为患者提供最佳的护理服务　在多种可选的护理方案中选择并实施对患者最有利的护理措施，尽可能减轻对患者本身的伤害和额外的经济负担，努力使其最大程度地受益。

3. 权衡利弊，以对患者利益的大小为依据，慎重地做伦理决策。

4. 应将有利于患者同时又有利于他人、社会利益的原则有机地统一起来。护士的行为要给患者带来益处，但其前提是不能给他人、社会利益带来伤害，这是对护理人员最基本的要求。

四、公正原则

（一）公正原则的概念

公正原则（principle of justice）指护士在护理服务中公平、公正地对待每一位患者，即同样有护理需求的患者，应该得到同样的护理待遇，不能因患者的年龄、性别、美丑、贫富、地域、民族和宗教信仰不同而区别对待。

公正原则包括形式公正和内容公正。形式公正即在某些方面相同情况的人相同对待、不同情况的人区别对待。内容公正即根据一定的实质标准来分配负担和收益。

在医疗卫生领域，公正原则主要体现在人际交往公正和资源分配两个方面。人际交往公正指对所有患者平等对待、一视同仁；卫生资源分配包括宏观分配和微观分配，宏观分配要努力保证全体社会成员都能公平有效地享受基本医疗服务；微观分配的标准是根据医学标准、社会价值标准、家庭角色标准、研究价值标准、余年寿命标准等综合权衡，其中医学标准是最优先的标准。

知识链接

器官分配原则

2013年，我国在卫生部的主导下，建立人体捐献器官的分配系统。它主要以三个原则为基础。第一是病情原则，会做专业的器官评分。第二是就近原则，如在本市获取的器官，可优先由该市的各个移植医院来分配。第三是年龄的原则，孩子要优先于老人。由于该分配系统是公开的，所有器官移植的单位，要把等待患者的相关信息录入网络系统，分配系统根据在网上登记的这些患者的排名进行工作。系统包括器官移植等待者预约名单系统和器官捐献者登记以及器官匹配系统。

（二）公正原则对护士的要求

1. 态度上能够公正地对待患者　对患者不分民族、地域、职业、地位、财产状况，都应一视同仁，尊重和关心患者的人格、权利、正当的健康需求。

2. 公正地分配卫生资源　护士在护理服务中应当把形式和内容的公正有机地统一起来，将拥有的住院病床及稀有医疗卫生资源的分配权综合权衡，在比较中进行筛选，以确定稀缺卫生资源享受者资格。

3. 公正地解决护患纠纷　在护理工作中发生了护患纠纷或护理差错事故，护士应站在公正的立场上，不应偏袒任何一方，使纠纷妥善解决。

（三）公正原则的伦理意义

公正原则有利于建立和谐的护患关系，有利于解决医疗资源利益分配的矛盾，有利于缓解和处理好尖锐的医（护）患矛盾和纠纷，维护正常的医护环境和良好秩序。

第三节　护理伦理的应用原则

案例 3-3

某青年女性，以右侧乳房包块收入院，经活体组织检查确诊为乳腺癌，需要接受乳腺癌根治手术。根据家属意愿，医护人员未告知患者本人病情，并为其施行了右侧乳房切除术及周围淋巴清扫术。术中对左侧乳房也进行了预防性活检，病理报告结果为"良性肿瘤伴腺体增生"。医生考虑左乳未来癌变的危险性极高，因此又为患者进行了左侧乳腺切除术。术后患者及家属认为，医护人员在未经其同意的情况下，切除了左侧乳腺，给患者带来了极大的心理困扰，要求追究相关人员的责任。

问题与思考：

1. 请对本案例进行伦理学分析。

2. 案例中医护人员的做法是否违反了知情同意原则？

护理伦理的应用原则包括知情同意原则、最优化原则、保密原则和生命价值原则。在临床和护理实践中，正确合理地运用这些原则，对于建立良好和谐的医（护）患关系，净化医疗环境，保障患者的健康权利和利益具有十分重要的意义。

一、知情同意原则

（一）知情同意原则的概念

知情同意原则（principle of informed consent）是指临床上患者或其法定代理人在完全了解医护人员所提供的关于患者疾病的足够信息（疾病的性质、严重程度、治疗措施、预后情况、疾病及诊断风险和不可预见的意外情况等）的前提下，自愿同意或应允所给予的某些检查、治疗、手术或实验的伦理原则。知情同意原则是医护人员尊重患者基本权利的重要体现。

（二）知情同意的主体

知情同意权的主体主要是患者或患者的法定代理人、监护人以及患者的亲属。从法律上讲，精神或心理状态正常的 18 周岁以上的成年患者，具有完全的民事行为能力，知情同意只能由其本人做出决定才有效。对于丧失行为能力、精神障碍或无民事行为能力的患者，其知情同意权应由其法定代理人或监护人行使方为有效。对于 16 周岁以上不满 18 周岁的正常个体，以自己的劳动收入为主要生活来源的，视为完全民事行为能力人，可以行使知情同意权。对于 16 周岁以下的未成年人（限制民事行为能力人），其监护人依次为父母、祖父母、外祖父母、兄姐、关系密切的其他亲属、朋友、居民或村民委员会等。精神障碍患者的监护人依次为患者的配偶、父母、成年子女以及其他近亲属等。

（三）知情同意的实施要素

1. 信息的告知　是指护士给患者提供做出合乎理性的决定所需要的有关信息（病情、预后、治疗护理方案及其可预知的后果）。告知患者或家属时应当具体、全面、通俗、精确、真实，在不影响病情诊断和治疗的情况下，不得遗漏和隐瞒。告知时应预先制订好计划，注意方式、场合、时机和语言表达；对特殊和重症患者应当留有余地，让患者慢慢接受事实，尽可能给予希望，绝不欺骗患者；医护统一口径，以免引起患者和家属的误解。

2. 信息的理解　有效的知情同意除了足够的信息告知外，还需要患者对信息的有效接纳和正确理解。护士应当选择合适时机，用患者可以理解的方式和语言为其提供足够的正确信息。

3. 同意的能力　患者具有同意的能力是实施知情同意原则的前提。护士必须清楚地判断患者是否有这个能力，即能否自主地做出决定，这也是患者能够做出正确判断的基本前提。

4. 同意的自由　是指患者具有自主决定采纳或拒绝诊疗方案和护理措施的自由，在做出自主决定时没有遭到不正当的影响、胁迫或操控。

（四）知情同意的伦理条件

1.“知情”应该满足以下伦理条件：①提供信息的动机和目的完全是为了患者的健康利益；②尽可能提供让患者做出决定的足够信息；③用患者可以理解的方式和语言向患者做出充分合理的解释和必要的说明。

2. 患者在知情的基础上做出某种许诺或承诺即“同意”，“同意”应具备以下条件：①患者有自由选择的权利；②患者有是否同意的合法权利；③患者有充分的理解能力；④患者不能受到不正当的影响、胁迫或操控。

（五）知情同意权的临床实施形式

患者在充分理解医务人员提供的相关诊疗信息的基础上，并且有能力做出自主、自愿的判断后，必须做出同意或不同意的决定，这种同意与不同意的决定权即自主决策权。这种决策权在临床实践中的表现形式主要有三种：①语言表达；②行为表达；③文字表达。前两种形式应当有第三方在场，后一种形式应当有患者本人签字。

（六）知情同意原则的实际意义

切实遵循好知情同意原则可以保护患者实现自我决定权，这有利于护患双方复杂的权利、义务关系问题的顺利解决，有利于医疗纠纷的防范和处理，有利于和谐护患关系的建立和维护。

（七）运用知情同意原则的特殊情况

1. 紧急情况　当遇到危及患者生命的紧急情况时，如果拖延会给患者的生命安全造成严重威胁，护士可从患者的最高利益出发紧急实施抢救措施，不需要知情同意。但建议事后补充知情同意书，并做好详细记录。

2. 治疗需要的特殊状况　在某些特殊情况下允许护士在综合衡量患者的病情后，可以事先不告知对患者健康有害的信息，其目的是减轻患者的焦虑和紧张，一旦患者情况改善，可接受所有被告知的信息时，护士应当将事先暂时隐瞒的信息完全告知患者，使知情同意原则得到真正的体现。

3. 患者自动委托或患者无同意能力，法律上认定的代理人又无法取得联系，情况紧急时，可不经同意即给予必要的处置，但必须做好详细记录。

知识链接

输血治疗知情同意书示例

请选择，在每一个选项前的方框里划"√"或"×"

□1. 我理解输血可能产生副作用，包括发热、皮疹，甚至可能出现过敏性休克，危及生命。

□2. 我理解输血治疗可能发生的风险。

□3. 医护人员已经告知我可能出现的输血反应，包括过敏反应，发热反应，感染肝炎、艾滋病、梅毒、疟疾、巨细胞病毒及 EB 病毒等疾病，其他不良反应及潜在血源感染等情况。

□4. 我们理解，受医学科学技术条件的局限，在输血过程中上述风险是难以避免的。

患者签名： 签名日期：

身份证号： 联系电话：

通讯地址：

如果患者无法签署上述知情同意书，请其授权的亲属签名。

患者授权亲属签名： 签名日期：

与患者的关系： 联系电话：

通讯地址：

二、最优化原则

（一）最优化原则的概念

最优化原则（principle of optimization）是指在临床实践中，诊疗方案的选择和实施，追求以最小的代价获取最大效果，达到最佳程度的伦理原则。它是行善原则、不伤害原则在临床实践工作中的具体应用，是临床诊疗护理工作中最普通、最基本的伦理原则。

（二）最优化原则的具体内容

1. 效果最佳 指选用的诊疗护理措施所产生的效果应该是当前医学发展水平或医院现有的技术条件能提供的最好的、最显著的和最有效的措施。

2. 损伤最小 在临床诊疗护理中，许多诊疗护理手段难免会给患者带来一定的伤害。在疗效相当的情况下，医护工作者应以安全度最高、副作用最小、风险最低、伤害性最少为标准选择针对患者的诊疗方法。

3. 痛苦最轻　在确保治疗效果的前提下，精心选择对患者痛苦最小的治疗手段和护理措施。护士应尽最大努力减轻患者的身心痛苦，精心选择对患者痛苦最小的护理手段。

4. 耗费最少　在保证诊疗护理效果的前提下，应当选择卫生资源耗费最少，社会、集体、患者及家属经济负担最轻的诊疗措施，杜绝过度医疗。

总之，临床护士在制订护理计划时，一定要充分考虑患者的利益得失，权衡利弊，选择出最优方案。

三、保密原则

（一）保密原则的概念

保密原则（principle of confidentiality）通常是指医护人员在诊疗和护理过程中不向他人泄露能造成医疗不良后果的有关患者疾病隐私的伦理原则。这一概念有三层含义：①"患者疾病的隐私"：患者的个人生活、行为、生理和心理等隐私要保密。②"不向他人泄露"：不得向治疗医生或小组之外的其他医护人员或无关人员泄密。③"医疗不良后果"：泄露隐私后会直接或间接损害患者的身心健康或人格尊严，严重时会加剧患者的病情，延误诊治。

（二）医疗保密的内容

医疗保密不仅指保守患者本身的隐私和秘密，即为患者保密，还指在一些特定情况下不向患者透露真实病情，即对患者本人保密，其目的是对患者的健康利益负责。总之，医疗保密的内容包括为患者保密、对患者保密和保守医护人员秘密。

（三）医疗保密的伦理条件

对患者隐私权的保护并不是无限制的、绝对的，恪守医疗保密原则必须满足以下几个伦理条件：①医疗保密原则的实施必须以不伤害患者自身的健康与生命利益为前提；②医疗保密原则的实施不得伤害无辜者的利益；③恪守医疗保密原则必须不得损害社会公众利益；④遵循医疗保密原则不能与现行法律相冲突。

（四）保密原则对护士的要求

1. 增强维权及保密意识　护士要学习相关法律法规及护理伦理规范，增强法律意识和患者隐私保护权的意识，切实做好保密工作，维护好患者的合法权利和健康利益。

2. 不得任意传播和扩散患者的秘密　护士在护理过程中接触或知晓患者的隐私和个人秘密后要履行保密义务，不得随意泄露和传播；绝对禁止探听与利用非医学护理需要的患者隐私。

3. 防止意外泄密　在公共场合，如电梯内、餐厅内，不得公开讨论患者的病情，注意妥善保管患者的相关资料，防止其隐私意外泄露。

（五）保密原则与实事求是

患者与护士之间的交流应当是诚实的，但实事求是地讲真话在临床实践中的应用是有条件和前提的；当施行保护性医护措施时，医务人员可以不向患者讲真话，而应采用"善意的谎言和暂时性的欺骗"，这在道德上是被允许的（当然应当考虑到中西方文化之间的差异以及宗教信仰的不同）。

在具体实施过程中，应依据患者不同的文化水平、个人生活经历、社会地位以及心理特征等方面的情况而定，如何向患者讲真话还是选择善意的谎言的确是一门艺术，需要医护人员在长期的临床实践中不断总结、积累和提高。

四、生命价值原则

产妇赵某和丈夫罗某是农民工。某日凌晨，赵某在家开始分娩，不幸难产，胎儿脚、手先出，颈部以上被卡住了。罗某四处凑了300多元钱后，用三轮车送妻子去诊所，可跑了四五家诊所都说不能接生。经过长时间的拖延和颠簸，赵某的情况越来越危急。某诊所见状赶忙拨打了某大医院的急救电话。几分钟后，一辆急救车赶到了这个诊所。两名医生下车为产妇做了简单检查后，要罗某准备费用。当得知夫妇俩只有300多元时，其中一个医生突然说："几百块钱够什么用，起码要3000元。"罗某哀求医生将妻子拉到医院，再想办法筹钱，但遭到断然拒绝。两名医生不由分说，跳上车指挥急救车掉头就走，临走时说："我们拉你们到医院，收不到钱自己要被罚。"由于拖延时间过长，腹中女婴窒息死亡，产妇子宫破裂大出血，后经另一家医院紧急抢救脱离了生命危险，但其子宫因损伤严重不得不切除，丧失了生育能力。

问题与思考：

1．请用生命价值原则分析此案例。

2．如果你是一名在场的医护人员，该如何处理？

（一）生命价值原则的概念

生命价值原则（principle of the life value）是护理伦理学最基本、最重要的原则之一，已成为当代医学干预和保障人类健康与生命的主要依据。它包括两方面的含义：一是尊重人的生命，即人的生命及其价值是神圣的，是至高无上的，是不容侵犯的；二是尊重生命的价值，即人的生命价值是人的生命内在价值与外在价值的辩证统一，尊重人的生命价值意味着尊重有质量、有价值的生命，医务人员应尽量提高患者生命质量，满足其对生命价值的追求。

（二）生命价值原则的应用

现代医疗实践中，极低体重新生儿和严重缺陷新生儿的处置、急诊患者的救治、安乐死、临终患者、器官移植等问题都与生命价值原则密切相关。

严重缺陷新生儿的处置取决于新生儿先天缺陷的严重程度，判断残疾程度的标准取决于残疾新生儿是否可以成为一个真正意义上的生命个体。

急诊患者一般都是病情紧急、生命受到威胁的患者，然而在具体医疗实践中，一些急诊患者往往由于经济方面的原因而得不到及时有效的救治，严重者失去生命，令人惋惜和同情，这使人们深切地感受到坚持生命价值原则的必要性和重要现实意义。

器官移植作为近代医学最伟大的成就之一，它的出现体现了对生命健康的尊重。因此，人体器官移植的合法化，必然在于最终通过以尊重生命、服务健康为原则的医学伦理观，来取代传统守旧的伦理观，进而促进整个社会的伦理发展。在活体器官移植中，生命价值原则的目的是要求人们不仅要尊重受体生命的神圣性、供体甘于奉献的高尚道德，还要求考虑受体术后的生存时限及生活质量。

生命价值原则强调人的生命是社会价值和自我价值的统一。生命的社会价值强调个人对他人及社会的贡献和责任，一个濒临死亡的人如果生命存在完全是生物意义上的、没有任何社会价值，选择安乐死是以"死"这一行为来彰显生命存在的社会价值。生命的自我价值是指他人及社会对个人生命的尊重和满足，人们享有生命权就意味着有选择怎样死的权利，他人及社会必须给予尊重。安乐死是对死亡的优化调节，表达了对生命社会价值和自我价值的尊重。

对生命的尊重并不在于延长患者存活的时间，无助地看着生命在痛苦中挣扎并不能表明是对生命的尊重，真正地尊重生命在于既接受生命，也接受死亡，这也是生命价值原则所表达的一种对待生命的全新态度。

小结

护理伦理的基本原则具有引领护理伦理准则、规范及一切护理伦理行为方向的功能，在实践中不可违背。护理伦理的具体原则包括尊重、不伤害、有利和公正原则。有利与不伤害原则是护理伦理学中的一条最基本和最重要的道德原则。

在临床实践中，护理伦理的应用原则包括知情同意原则、最优化原则、保密原则和生命价值原则。护理伦理的应用原则在临床护理实践中具有非常重要的道德指导意义。

自 测 题

一、名词解释

1．知情同意原则　　2．不伤害原则　　3．生命价值原则

二、选择题

A₁型题

1．下列不属于护理伦理尊重原则的是
　　A．尊重患者及其家属的自主权或决定权
　　B．保守患者的秘密
　　C．治疗要获得患者的知情同意
　　D．尊重患者的一切主观意愿
　　E．护理人员与患者的互相尊重

2．社会主义护理道德的基本原则是指导和衡量护理人员道德行为和品格的
　　A．道德标准
　　B．最高道德标准
　　C．道德要求
　　D．道德内容

　　E．道德规范

3．不包含在护理伦理学有利原则之内的是
　　A．努力使患者受益
　　B．努力预防和减少难以避免的伤害
　　C．关心患者的客观利益和主观利益
　　D．造成有意伤害时主动积极赔偿
　　E．不滥施辅助检查

4．人在患病后，有权选择接受或拒绝医生制订的诊治方案，这种权利是
　　A．有利原则的体现
　　B．自主原则的体现
　　C．尊重原则的体现
　　D．公正原则的体现

E．行善原则的体现

5．护理伦理学的公正原则是指

A．同样需要的人给予同样对待

B．不同的经济水平给予不同对待

C．不同的需要给予同样对待

D．不同患者给予不同对待

E．同样需要的人给予不同对待

A₃型题

1．孕妇林某，女性，30岁，职业为居家保姆，未婚怀孕3个月，欲进行人工流产。护士在询问病史时了解到她被女主人的已婚儿子强奸的事实真相，她因女主人待她不薄未予告发。在这种情况下，护士应该

A．立即将事实告知公安机关

B．为患者保密，但应该启发她维护自己的合法权益

C．应告知她的女主人事实真相

D．将女主人的儿子绳之以法

E．根据生命价值原则，拒绝为其进行人工流产

2．患者，男性，54岁，因车祸被路人送往医院抢救，患者意识不清。在办理入院手续时，没有家属支付医疗费。此时医院正确的做法是

A．让其赶快离开医院

B．留下治疗，免得有人说闲话，但不积极抢救

C．以条件差为借口要求送往别的医院

D．本着救死扶伤的原则先行救治

E．等待家属来后再抢救

三、简答题

1．简述医学人道主义的含义。

2．简述最优化原则的含义。

四、案例题

1．一对农村夫妇抱着白喉病的患儿来院求治，患儿呼吸困难，医生决定马上做气管切开，但患儿父母坚决不同意。这时患儿呼吸困难，面部发绀，生命垂危。医务人员反复解释劝导，患儿父母仍拒绝手术签字，不同意气管切开。急诊医生看到患儿病情危急，毅然将患儿抱到手术室，患儿父母不顾一切追到手术室，在这关键时刻，急诊医务人员以特有的权威劝服患儿父母并实施手术，患儿得救，其父母给医务人员下跪致谢。

案例思考：

（1）请用护理伦理学的基本原则对此案例进行伦理分析。

（2）你如何理解监护人的选择权？

2．30多岁的韩女士到合肥一家医院就诊时，遇到一件尴尬事。一位女医务人员为她做了检查后，又指导一位男实习生做了一次"双合诊"。"当时我正为自己得了肿瘤而紧张，对男实习生的行为一时没有反应过来。当我明白是怎么回事时，一切都晚了。那一刻，我真难堪极了，越想越气。"韩女士说，"女人的生理隐私是与生俱来的，医院凭什么侵犯我的生理隐私？再说我是来治病的，医务人员凭什么让我充当她的活教具？"

案例思考：请用护理伦理原则对此案例进行伦理分析。

（范宇莹　成　杰）

第四章

护理人际关系的伦理道德

学习目标

识记：

1. 阐述护士和患者的权利与义务。
2. 描述护士之间及护士与医生之间关系的伦理规范。

理解：

1. 解释护士的义务和患者的权利之间的辩证关系。
2. 解释护士间关系、护士与医生之间关系的模式。
3. 推断影响护士之间关系的因素。
4. 说明护士之间关系的类型，以及护士之间关系在临床护理工作中的重要性。

运用：

1. 应用护患权利、义务的相关知识分析临床案例。
2. 应用护理人际关系的伦理道德规范解决护理工作中的问题。

护理人际关系指在护理职业活动中产生的人际关系。主要包括护士与患者、护士与其他医务人员、护士与社会之间的关系。这三种关系的内容有所不同：护患关系是服务与被服务的关系；护际关系是团结、协作、配合的关系；护士与社会之间的关系主要是护士履行社会义务和承担社会道德责任的问题。

第一节 护患双方的权利和义务

案例 4-1

患者，女，35岁。入院评估时，护士问患者："您哪里不舒服？"患者小声说："单位体检时医生说我可能得了性病。"护士又问："您是怎么得上性病的？"患者回答："我也不知道。"护士嘲讽地笑着说："不知道？好吧，上床检查看看。"说得病房里在场的其他患者和家属都笑了。

问题与思考：

该护士的做法正确吗？为什么？如果是你，你会怎样处理？

护患关系是指护士与患者（和家属）之间在护理过程中所形成的一种帮助与被帮助的人际关系，是护理关系中最重要的一种关系。这种人际关系不同于一般的人际关系，是帮助者与被帮助者之间的关系。有时还是两个系统之间的关系，即帮助系统（包括与患者相互作用的护士和其他工作人员）和被帮助系统（包括寻求帮助的患者和家属、重要成员等）之间的关系。护患关系建立起来后，双方都是有独立人格的个体，因此，是平等的关系，且互有权利义务。

伦理学中最重要的范畴就是权利和义务。人是自由的，有各种选择判断，并对自己的选择判断承担相应的责任和后果。选择判断是权利，承担的责任和后果是义务。从一般意义上说，权利是指法律上认可或伦理学上可得到辩护的权益和利益。义务是指特定的角色要求，即主体必须或应当承担的职责。权利是一个人（权利人）从他人（义务人）那里得到某种东西的资格。义务是为了满足权利人的要求应当或者必须的作为或不作为。这种资格和要求可以是合法的，也可以是合理的（道义上的），或者二者兼备。

一、护士的权利和义务

（一）护士的权利

1. 法律权利

（1）《中华人民共和国劳动法》规定劳动者享有下列权利：

①劳动者享有平等就业的权利：凡年满 18 周岁的公民，都有就业的权利；女性享有与男子平等的就业权利；用人单位在录用职工时，除国家规定的不适合女性的工种或者岗位外，不得以性别为由拒绝录用女性或者提高对女性的录用标准。

②劳动者享有选择职业的权利：劳动者可以根据自己的身体健康情况、文化程度和掌握技能的情况，选择适合自己所能从事的职业。

③劳动者有取得劳动报酬的权利：劳动者付出劳动，应当根据按劳分配的原则取得工资。工资水平在经济发展的基础上逐步提高。

④劳动者享有休息、休假的权利。

⑤劳动者享有获得劳动安全卫生保护的权利。

⑥劳动者享有接受职业技能培训的权利。

⑦劳动者享有社会保险和福利的权利。

（2）《护士条例》规定的护士权利：

护士执业，有按照国家有关规定获取工资报酬、享受福利待遇、参加社会保险的权利。任何单位或者个人不得克扣护士工资，降低或者取消护士福利等待遇。

护士执业，有获得与其所从事的护理工作相适应的卫生防护、医疗保健服务的权利。从事直接接触有毒有害物质、有感染传染病危险工作的护士，有依照有关法律、行政法规的规定接受职业健康监护的权利；患职业病者，有依照有关法律、行政法规的规定获得赔偿的权利。

护士有按照国家有关规定获得与本人业务能力和学术水平相应的专业技术职务、职称的权利；有参加专业培训、从事学术研究和交流、参加行业协会和专业学术团体的权利。

护士有获得疾病诊疗、护理相关信息的权利和其他与履行护理职责相关的权利，还可以对医疗卫生机构和卫生主管部门的工作提出意见和建议。

2. 道德权利

（1）护士在执业活动中拥有人格尊严、人身安全不受侵犯的权利：该项权利既是法律权利,又是道德权利。《护士条例》第三条规定:护士人格尊严、人身安全不受侵犯。

(2)护士在注册的执业范围内,进行护理诊断、治疗、实施护理计划等具有自主权和决定权:这是临床护士的一项基本权利,它是由护理科学职业的严肃性和科学性决定的。

(3)护士有要求合理待遇、维护个人正当利益的权利:如工作、学习、进修的权利,对预防保健、环境保护、精神卫生等方面的问题提出建议和参与实施的权利。

(4)在某些特殊情况下,护士有特殊干涉权:即在特定的情况下限制患者的自主权以维护患者、他人和社会的根本利益。这种干涉权通常有以下几种情况:一是"拒绝治疗",如果患者拒绝治疗会给其带来严重的不良后果或者不可挽回的损失时,医护工作者在耐心解释和劝说下要否定患者的要求;二是"隐瞒病情",如果告诉患者真实病情可能会影响治疗过程和效果,甚至对患者的健康造成不良后果时,医护人员为了患者的利益不得不隐瞒真相;三是"拒绝保密",如患者有自杀意向或者患有某种传染病,即使患者要求医护人员为其保密,但医护人员应予以拒绝,并采取有效措施加以预防。

(5)护士有权利也有义务保护服务对象:发现任何可能对患者发生潜在或者已存在的伤害时,应寻求机构内的官方渠道及程序向适当的行政主管报告。

(二)护士的义务

1. 法律义务

(1)《中华人民共和国劳动法》规定劳动者应尽以下义务:劳动者有完成劳动任务的义务。劳动既是公民的光荣职责,也是一种义务,特别是在劳动者与用人单位之间一旦建立起劳动关系,完成劳动任务就是义不容辞的义务。

遵守劳动纪律也是一项重要的义务,护士必须遵守。如果没有劳动纪律,就不会有正常的生产秩序,劳动者必须遵守劳动纪律。遵守劳动纪律体现在各种规程和规章制度的服从以及服从管理、听从指挥等。

执行劳动安全卫生规程。劳动安全卫生规程指在劳动过程中保护劳动者生命安全和身体健康的制度。从某种意义上讲,遵守劳动纪律包括这一内容。但鉴于劳动安全的重要性,有必要单独列出,作为劳动者必须遵守的一项义务。

法律、法规规定的其他义务。如忠实履行劳动合同的义务,为用人单位保守商业秘密的义务,发生事故后接受检查以及向有关劳动争议处理机关举证等义务。

义务不能放弃,履行义务即要求劳动者必须为一定行为或不能为某种行为,这是维护国家、集体、其他劳动者乃至履行义务者的权利所必需的。劳动者享有的权利和应履行的义务是统一的。

(2)《护士条例》规定:护士执业,应当遵守法律、法规、规章和诊疗技术规范的规定。

护士在执业活动中,发现患者病情危急,应当立即通知医师;在紧急情况下为抢救垂危患者生命,应当先行实施必要的紧急救护。护士发现医嘱违反法律、法规、规章或者诊疗技术规范规定的,应当及时向开具医嘱的医师提出;必要时,应当向该医师所在科室的负责人或者医疗卫生机构负责医疗服务管理的人员报告。

护士应当尊重、关心、爱护患者,保护患者的隐私。

护士有义务参与公共卫生和疾病预防控制工作。发生自然灾害、公共卫生事件等严重威胁公众生命健康的突发事件,护士应当服从县级以上人民政府卫生主管部门或者所在医疗卫生机构的安排,参加医疗救护。

2. 道德义务

（1）遵守护理工作的规章制度及技术规范的义务：护士遇紧急情况应及时通知医生并配合抢救，医生不在场时，应当采取力所能及的急救措施。在执业中护士应当正确地执行医嘱，保证护理记录真实、完整。

（2）护士应尊重患者的生命、尊严、隐私、价值观、信仰及风俗习惯：我国是一个多民族的国家，不同民族有着不同的信仰和风俗习惯，护士在护理工作中尊重患者的生命、尊严、隐私和价值观的同时，还要尊重不同民族的信仰和风俗习惯。

（3）为患者解除痛苦的义务：护士解除患者的痛苦包括两个方面，一方面是解除患者身体上的痛苦，通过护士的悉心看护使患者尽早脱离疾病的折磨，恢复健康；另一方面是解除患者心理和精神上的痛苦。

（4）知情告知的义务：患者有知情的权利，医护人员有告知的义务。医疗中应告知的内容一般包括：病情和诊疗计划、方案，但应注意避免对患者产生不利后果；向患者介绍医院规章制度中与患者权益相关的内容；向患者告知在诊疗过程中其应该履行的配合方式、方法；如实回答患者就其疾病治疗方案的利弊、临床转归、预后等方面的咨询；详细介绍药品的服用方法、医疗器械的使用方法；详细告知患者出院后应注意的事项、院外治疗的方法、复诊时间和需要携带的资料；如实告知诊疗措施和药物的不良反应；如实告知不能为患者提供医疗服务的原因；如实告知患者手术过程中可能出现的并发症和意外情况，以及可能采取的预防、避免和补救的措施，告知术后的并发症、后遗症及其预防和补救的方法；在实施新的实验性临床医疗方法时，应如实告知该种方法的理论依据、成熟程度、风险概率、其他临床试验的结果等信息；如实告知患者可供选择和治疗的方式及各自的利弊，以及选择其中某种治疗方式的理由；详细告知药品的保存方法，避免误服和失效等。

（5）尊重患者自主决定的义务：护士履行告知的义务是患者实现知情同意权利的前提和保障。

（6）发展护理科学的义务：护士在护理工作过程中应认真研究、探索和总结，将护理的经验和技巧等传承下去，为护理科学的发展贡献力量。

（7）为社会服务的义务：如承担预防保健工作、宣传防病治病知识、进行康复指导、开展健康教育、提供卫生咨询等。

二、患者的权利和义务

（一）患者的权利

1. 患者的法律权利　目前，我国还没有患者权利法案，但根据《中华人民共和国宪法》《中华人民共和国民法通则》《中华人民共和国劳动法》《中华人民共和国执业医师法》《护士条例》《中华人民共和国消费者权益保护法》《医疗事故处理条例》等法律和条例的相关规定。患者应享有以下权利：

（1）平等医疗保健权：我国宪法规定，中华人民共和国公民在年老、疾病或者丧失劳动能力的情况下，有从国家和社会获得物质帮助的权利。当人们的生命受到疾病折磨时，他们就有解除痛苦、得到医疗照顾的权利，有继续生存的权利。任何医护人员和医疗机构都不得拒绝患者的求医要求。人们的生存权利是平等的，享受的医疗权利也是平等的。医护人员应平等地对待每一个患者，自觉维护患者的权利。

（2）生命健康权：这是民法规定的公民基本权利之一，它包括生命权和健康权。生命权是指自然人的生命安全不受侵犯的权利。公民的生命非经司法程序，任何人不得随意剥夺。健康权是指人体器官及各系统乃至身心整体的安全运行，以及功能的正常发挥。现实生活中，绝大部分医疗纠纷一般涉及的是患者的健康权。

（3）知情同意权：该权利是指患者有权知晓自己的病情，并可以对医护人员所采取的防治医疗措施决定取舍。知情同意的实质是患方在实施患者自主权的基础上，向医方进行医疗服务授权委托的行为。《执业医师法》第二十六条规定：医师应当如实向患者或者其家属介绍病情，但应注意避免对患者产生不利后果。医师进行实验性临床医疗，应当经医院批准并征得患者本人或者其家属同意。《医疗事故处理条例》第十一条规定：在医疗活动中，医疗机构及其医务人员应当将患者的病情、医疗措施、医疗风险等如实告知患者，及时解答其咨询；但是，应当避免对患者产生不利后果。

（4）隐私权：这是患者人格权的一部分。对于患者隐私权的保护，在临床医学上应注意以下几个方面：①除法律、法规规定外，未经患者同意，患者的病历资料不得交予其他人或组织阅读。②临床医学报告及研究，未经患者本人同意，不得用真实姓名和真实病历方式对外公开报道，也不得作为文学作品的方式报道。③临床医学摄影资料应充分征求患者同意，不得随意拍摄可暴露患者身份或特征的资料。更不能将可能暴露患者身份或特征的医学摄影资料作为艺术摄影作品对外公开。④临床手术直播或电视播放必须征得患者及其亲属的同意及授权书，并应坚持尽量避免暴露患者身份或隐蔽部位的原则。

（5）自主决定权：该权利是患者权利中一项最基本的权利，是保障其生存与健康的基本条件，是医疗活动中权力制衡、防止医务人员滥用权力的重要因素，也是医学人道主义的重要内容之一。但患者的自主权并非不受任何限制的自主权，患者行使自主权必须服从国家法律法规的特别规定。

（6）患者有免除一定社会责任和义务的权利：按照患者的病情，可以暂时或长期免除服兵役、献血等社会责任和义务。这也符合患者的身体情况、社会公平原则和人道主义原则。

（7）有获得赔偿的权利：由于医疗机构及其医务人员的不当行为，造成患者人身损害的，患者有通过正当程序获得赔偿的权利。

（8）请求回避权：当医疗纠纷进入诉讼程序后，患者可以请求与本案有利害关系的办案人员回避，以保证案件审判的公正。

2. 患者的道德权利

（1）患者有个人隐私和个人尊严被保护的权利：患者有权要求有关其病情资料、治疗内容和记录应如同个人隐私，须保守秘密。患者有权要求对其医疗计划，包括病例讨论、会诊、检查和治疗都应审慎处理，未经患者同意不得泄露，不允许任意将患者姓名、身体状况、私人事务公开，更不能与其他不相关人员讨论患者的病情和治疗，否则就是侵害公民名誉权，应受到法律的制裁。

（2）患者有获得全部实情的知情权：患者有权获知有关自己的诊断、治疗和预后的最新信息。在医疗活动中，医疗机构及其医务人员应将患者的病情、医疗措施、医疗风险等如实告知患者，及时解答其咨询；但是，应避免对患者产生不利后果。

（3）患者有参与决定有关个人健康的权利：患者接受治疗前，如手术、重大的医疗风险、医疗处置有重大改变等情形时，有权得到正确的信息，只有当患者完全了解可选择的治疗方法并同意后，治疗计划才能执行。患者有权在法律允许的范围内拒绝接受治疗。医务人员要向患者说明拒绝治疗对生命健康可能产生的危害。如果医院计划实施与患者治疗相关的研究时，患者有权被告知详情并有权拒绝参加研究计划。

（4）患者有权获得住院时及出院后完整的医疗：医院对患者合理的服务需求要有回应。医院应依病情的紧急程度，对患者提供评价、医疗服务及转院。只要医疗上允许，患者在被转到另一家医疗机构前，必须先交代有关转送的原因，以及可能的其他选择的完整资料与说明。患者将转去的医疗机构必须已先同意接受此位患者的转院。

（5）患者有服务的选择权、监督权：患者有比较和选择医疗机构、检查项目、治疗方案的权利。医务人员应力求较为全面细致地介绍治疗方案，帮助患者了解和做出正确的判断和选择。患者同时还有权利对医疗机构的医疗、护理、管理、后勤、医德医风等方面进行监督。

知识链接

美国《患者权利法案》

美国《患者权利法案》（Patients Bill of Rights）于1973年由美国医院联合会通过，旨在明确患者应有的权利，并保证患者行使自己权利时有法可依，是保障人的正当权利的重要文献，可为世界各国患者权利的确定提供借鉴。该法案规定，患者有以下权利：

一、你有权利接受安善而有尊严的治疗。

二、你有权利要求自己或你的亲友能得到：（以你所能理解的方式）有关自己的诊断、治疗方式及预后的情况；你也有权利知道为你提供医疗的人员名字。

三、你有权利在任何诊疗开始前，了解并决定是否签写"同意书"（informed consent），除紧急处理外，一般同意书的内容应包括以浅显易懂的文句介绍医疗程序的本质、预期的危险性及益处、同意时的后果、有无其他可选择的医疗方式且同意是你"自愿"的。

四、你有权利拒绝治疗（refusal to treatment）。

五、你有权利保持你的"隐私"（privacy）。

六、你有权利使你的沟通及记录保持"机密"。

七、你有权利要求医院在能力范围内对你所要求的服务做出合理的响应。而医院在紧急时，必须提供评估、服务及转诊。在情况允许下，转诊之前，你有权利得到你全部的病历资料及解释。

八、你有权利获知医院之间的关系及为您提供治疗的医护人员的专业资料。

九、你有权利被告知，你被进行人体试验或临床研究；且你有权利拒绝。

十、你有权利要求合理的持续照顾（continuity of care）。

十一、你有权利知道你的费用详单及检查内容或要求院方解释。

十二、你有权利知道医院的规章以及患者的行为规范。对于患者应有的权利，你可以主动争取而不被忽略。

（二）患者的义务

1. 患者的法律义务

（1）如实提供病情信息的义务：患者要尽可能准确、全面回答医护人员的问诊，真实、负责地叙述自感症状及既往病史和家庭病史，若因患者自己的原因而出现问题，医方并无责任。

（2）自觉遵守医院规章制度的义务：医院的各项规章制度是为了保障医院正常的诊疗秩序，就诊须知、入院须知、探视制度等都对患者和家属提出要求，这是为了维护广大患者利益的需要。

（3）支付医药费用和其他服务费用的义务：医疗卫生事业不是纯粹的福利性事业，医院不是专门的慈善机构，医院的护理服务必然是有偿的。因此，患者按照国家规定支付相应的医疗护理费用，也是患者的必然义务。

（4）尊重医护人员的人格、劳动和专业权利的义务：《护士条例》第3条规定：护士人格尊严、人身安全不受侵犯。护士依法履行职责，受法律保护。全社会包括患者应当尊重护士。

2．患者的道德义务　指患者在诊疗护理过程中应该做的，或者必须做的。它包括：

（1）积极配合医疗护理的义务：患者患病后，有责任和义务接受医疗护理，和医务人员合作共同治疗疾病，恢复健康。患者在同意治疗方案后，要遵循医嘱。

（2）自觉维护医院秩序的义务：医院是救死扶伤、实行人道主义的公共场所，医院需要保持一定的秩序。患者应自觉维护医院秩序，包括安静、清洁、保证正常的医疗活动以及不损坏医院财物。

（3）保持和恢复健康的义务：医务人员有责任帮助患者恢复和保持健康，但需要患者积极参与。患者有责任选择合理的生活方式，养成良好的生活习惯，保持和促进健康。

（4）支持医学科学、护理科学发展的义务：为了维护和促进人类健康，患者配合医护工作人员开展教学、科研、公益等活动。

第二节　护士与医务人员关系的伦理道德

案例 4-2

小张是ICU实习护士，她为人热情开朗，乐于助人。有一次，病房一位昏迷患者出现了骶尾部压疮，进展到坏死溃疡期，护士长让小张给这位患者进行红外线烤灯治疗，并且叮嘱她要定时更换部位，以免出现烫伤。但是，小张由于帮其他护士配液忘记了红外线烤灯的情况，结果，患者骶尾部皮肤已经变色，护士小张受到了严厉的批评，小张也觉得很委屈。

问题与思考：

1．请问护士小张的行为违反了什么样的伦理道德？

2．如果你是小张，你会怎么做？

在临床护理工作中，繁忙的护理工作掩盖了护士匆忙的背影，护士的工作是辛苦的、奉献的，但也是充实的。日复一日，年复一年，护士在自己平凡的岗位上做出了许多不平凡的贡献。那么，是什么支撑着他们有如此坚定的信念呢？是他们所属的医护团队，团队中的每一位成员犹如兄弟姐妹，互相帮助，互相支持。作为一名在校学生，将来步入临床后如何与自己的同事搞好团队合作，如何尽快地融入团队去适应护士的职业角色，是需要所有人认真思考的问题。

一、护士之间关系的伦理规范

（一）护士之间的关系

1. 概念 护士之间的关系又称护护关系，是指在护理实践中形成的护士与护士之间的关系。

2. 种类 护士之间的关系从层次上分，可分为以下几类：

（1）上下级护护关系：是指护理副院长、护理部主任、护士长与护士之间的关系，其性质是领导与被领导的关系。

（2）教学护护关系：是指护士长、带教老师、普通护士和实习护士之间的关系，其性质是教育与被教育的关系。

（3）同级护护关系：主要是指同一科室内护士间的关系，也包括不同科室间的护士关系。这种关系是护士间关系的主体，是医院保持和谐、科室保持活力的重要因素之一，也是保证护理质量的前提。

（二）护士之间关系在临床护理工作中的重要性

随着社会经济发展与人们健康水平的提高，医学模式由以疾病为中心发展为以患者为中心，以护理程序为框架的整体护理成为医院的主导护理模式。这些变化对护士的工作提出了前所未有的挑战。加之护士工作的连续性、合作性等特点，突显了护士之间关系的重要性。具体表现如下：

1. 护士间关系会影响护理质量的高低 人际关系是个人情绪的调节剂，如果护士之间关系不和谐，又恰巧是搭档，就容易产生不良的工作情绪，这种不良情绪很容易干扰护士的正常思路，进而影响对患者的治疗与护理工作，使护理质量大打折扣，严重时甚至会引发医疗事故。

2. 护士间关系会影响科室团队的凝聚力 护士群体在科室工作人员中占主体，护士间关系的好坏直接影响科室氛围。良好的护士关系就像一缕和煦的春风，使护士们在疲惫的工作状态下仍能感受到来自大家的关爱，能够化压力为动力，高效地完成护理工作，更好地为患者服务。反之，不良的护士关系会造成压抑的工作氛围，降低护士的工作热情，相应地会降低科室的凝聚力，极大地削弱了护士团队的整体战斗力，进而降低对患者的服务质量。

（三）影响护士之间关系的因素

在临床工作中，护士的压力是多方面且多元化的。护士能否清楚地认识自己的压力以及能否很好地处理这些压力会影响护士之间的关系，甚至会影响她们之间的交流合作，进而直接影响对患者的服务质量。在临床护理工作中，护士面临的压力状况为：

1. 护士工作压力大 随着社会的发展，人们对医疗护理服务的需求日益增加，但是护士的数量远远不足，导致护士相对工作量增加，加之频繁倒班等工作现状，使护士的脑力和体力存在极大的透支。正常的生活规律被打乱，护士的正常生理和心理健康、家庭生活和社交活动都会受到明显的限制，这些都会增加护士的压力。压力会带给人焦虑、恐惧、情绪不稳，严重影响护士之间的相处，更严重的后果将会导致护理质量下降。近年来，国家在这方面采取了很多措施，其中，增加护士人数是最重要的一项。自 2005 年以来，中国注册护士数量增长迅速。目前，中国每千人口护士数为 2.07 人。全国医院平均医护比达到 1：1，三级医院医护比达到 1∶1.52，二级医院达到 1∶1.33，医护比例倒置问题得到扭转。护士的工作压力在很大程度上得到缓解，但工作压力大的状况仍然存在。

知识链接

我国护理事业发展纲要

卫生部公布的《中国护理事业发展规划纲要（2011－2015 年）》提出，到 2015 年，全国注册护士总数达到 286 万，每千人口注册护士数为 2.07，全国执业（助理）医师与注册护士比达到 1∶1 ~ 1∶1.2，医护比例倒置问题得到解决。

《纲要》提出，到"十二五"末，建设一支数量规模适宜、素质能力优良、结构分布合理的护士队伍。建立和完善护士队伍准入、执业管理、培训、考核、晋升和职业发展的基本制度框架。提高医院临床护理水平，深化公立医院护理管理改革，进一步理顺医院内部护理管理职能，建立规范的护士管理制度。以实行岗位管理为切入点，使护士的收入分配、职称晋升、奖励评优更加注重临床护理实践，建立稳定的临床护士队伍、充分调动临床护士积极性的激励机制。

2. 护士责任压力重　护理工作面对的是患者的生命，护士的责任意识一直是护理职业教育的重要内容，到临床工作后，更要明确杜绝差错是每个护士必须履行的职责。如果在工作中出现差错、事故，将会危及患者的生命安全，使患者失去生命，给患者家属带来无尽的悲哀，自己也会感到不安，可能会失去专业的工作机会，甚至还要承担相应的法律责任。这种强烈的职业责任带来的压力是巨大的。

3. 护士职业特殊　护士职业不仅要面对需求各异的患者群体，还会经常面对各种生离死别，甚至是很年轻的生命。随着患者家属维权意识的增强，护士还会面对家属的质疑、愤怒、悲伤等情绪变化，同时还需要做好自我保护，面对这些压力，护士没有退缩的余地，只能积极面对，对遇到的问题迅速做出反应，及时满足患者提出的各种护理需要，同时很好地与家属进行交流沟通，协助患者和家属缓解焦虑和压力。同时，由于护理职业责任重大，医院护理部会经常组织各种考核，督促护士进行学习，这种考核对他们也会是一种很大的压力。

4. 护士工作环境特殊　护士所处的环境是复杂多变的，包括物理环境和社会环境。其中物理环境包括拥挤的空间、特殊的气味、间接接触各种化疗药物、各种放射线等的侵害，以及各种机器发出的不间断的噪声，都会对护士造成一定的压力。社会环境包括护士每天面对的经受疾病折磨的患者及其痛苦不堪的状态，还有患者及其家属的不理解、抱怨、指责，甚至出现谩骂、殴打等现象，这些压力都是从事其他职业的人所不能体会的。面对这样特殊的环境，最重要的一点就是护士之间要创造团结协作的工作氛围，相互关心，彼此爱护，这样才能更好地完成自己的护理工作。

5. 护士性格的差异大　尽管护士从事的临床工作类似，但是由于各自的生活环境不同，从小所受的教育不同，从而形成不同的思想观念，最后形成不同的性格特征，所以在沟通交流中容易出现对信息理解的偏差，导致工作效率下降，甚至引起误会或引发矛盾。还有的护士在工作中总是以自我为中心，遇事不会换位思考，不能体谅对方，更不去检查自身存在的问题，导致相互间关系紧张，进而影响护理质量。

知识链接

噪声可引起心身疾病

从心理方面来说，噪声首先会引起睡眠障碍，注意力不能集中，记忆力下降等心理症状，进而导致心情烦乱，情绪不稳，乃至忍耐性降低，脾气暴躁，最后产生高血压、溃疡、糖尿病等一系列的疾病。心理学上将这种病症称为心身疾病，意指由心理因素引起的身体上的疾病。专家介绍，噪声引起心身疾病的概率相当大，而且治疗比较困难，需要比较长的调养恢复期，给人的日常生活和工作带来很大的麻烦。噪声对人体的直接危害表现在：破坏人体神经，使血管产生痉挛，加速毛细胞的新陈代谢，从而加快衰老期的到来。在临床诊断上：患者的外在表现是整个人情绪不好，烦躁不安，说话声音很大；最常见的病症是耳鸣、耳痛、听力下降、头昏、头痛和噪声性耳聋；对正处于生长发育阶段的婴幼儿来说，噪声危害尤其明显。经常处在嘈杂环境中的婴儿不仅听力受到损伤，智力发展也会受到影响。由于噪声造成的是感音神经性损伤和毛细胞损伤，很难对其进行修复。有关专家认为噪声对人体的危害很大，噪声量（分贝）对人体影响：0～50分贝：舒适，细语声；50～90分贝：妨碍睡眠、难过、焦虑；90～130分贝：耳朵发痒、耳朵疼痛；130分贝以上：耳膜破裂、耳聋。

（四）护士之间关系的伦理规范

1. 上下级护士间的关系伦理规范

（1）担任领导者的护士要关爱下级，乐于奉献：担任领导职位的护士长要求具备较高的综合素养，做好管理工作单凭上级给予的权利是不够的，不仅要有很扎实的基础护理实践及知识，同时还需要在品行、学识方面有过人之处，这样才能有足够的凝聚力，在护士间树立威信，使下属能够信服并尊重自己，这样护士就会服从护士长的管理，改变一些不良习惯，在工作中会更加努力，从而达到提高护理质量，更好地为患者服务的目的。在生活上，护士长应该与护士情同姐妹，关心爱护护士，解除她们的后顾之忧。

（2）护士要遵规守纪，爱岗敬业：护士应该主动与护士长沟通交流，工作中遇到难题多向护士长请教。要尊重护士长，有不同的意见要冷静地同护士长交流，说出自己的感受。同时一切要以科室的利益为重，以患者的利益为重。

2. 同级护士间关系伦理规范 护士之间必须协调好关系，才能保证护理工作顺利完成。为此，在护士之间的关系上提出以下道德要求：

（1）相互尊重，相互关心：护士之间在日夜的工作过程中，有着很多共同的体验和感受。因此，在临床工作中，护士之间应相互帮助、相互尊重、互相学习，共同提高。在日常生活中，护士之间要互相关心、互相帮助、相互理解，共同构建一个融洽的氛围，感受工作带来的快乐。

（2）谦虚谨慎，善于学习：在临床工作中，护士面对的群体是千差万别的。同时，护士需要不断掌握日新月异的护理新技术、新方法，这些对护士来说都是一个很大的挑战。所以护士在工作中要养成谦虚谨慎，善于学习的好习惯，明白"三人行，必有我师"的道理。向身边的同事学习，取人之长，补己之短。利用业余时间多看专业书籍，拓宽自己的知识面，使自己能更好地适应临床护理工作带来的挑战。

（3）各司其职，各负其责：临床护理工作任务繁忙、琐碎，不同班次的护士要对自己的工作内容做到心中有数，虽然强调护士之间要相互帮助，但前提是在各自的工作职责范围内能出色地完成自己的工作，绝不能出现丢三落四的现象，也就是说合作是建立在独立工作的基础上。如果一位护士总是连自己职责范围内的工作都不能完成，那么要想和别人合作估计是不可能的。这不仅给下一班的护士带来很多麻烦，还会直接或间接地损害患者的利益，严重时还会危及患者的生命。

（4）善于沟通，有效交流：交流犹如人与人之间的一把钥匙，它能打开人与人之间的心锁，拉近人与人之间的距离。在护理工作中，沟通交流显得更加重要，不同班次的护士之间需要进行交接班的程序，需要交给下一班的任务不能有一丝马虎，并且需要用精炼、简洁的语言进行。同时，在遇到合作性问题时，需要护士之间用真诚的方式去沟通交流，以达到最佳的合作效果。因此，沟通交流在护理工作中显得尤其重要。

3. 教学中的护际关系伦理规范　在临床护理工作中，护理教学工作也是其中很重要的部分。其中，实习护士的带教工作占护理教学的主体，同时，还有新入职护士及进修护士的带教。

（1）带教教师以身作则，树立榜样：带教教师在各方面都要成为学生的楷模。首先，思想正派，热爱护理专业，有扎实的理论知识及娴熟的操作技能。其次，在教学过程中要做到因材施教，对性格活泼开朗的学生要培养他们冷静分析问题的能力，对内向的学生要重点培养他们的动手能力及沟通交流的能力。同时还要切记对实习生的工作做到"放手不放眼"，以免造成严重失误。最后，带教教师也要关心护生的生活，帮助他们排忧解难，这样护生会更加尊重自己的带教教师。

（2）护生谦虚谨慎，努力学习：以一种求知的态度去学习，尊重带教教师，勤学好问，遇到力所能及的任务学会主动完成，而不是总让教师督促。但是必须记住，做任何操作都要先让带教教师检查指导，而不能擅自盲目地蛮干，以免引发严重的护理事故。

二、护士与医生关系的伦理规范

案例 4-3

两年前，护士小张实习结束后留在了省人民医院的呼吸科并且刚刚独立值班。有一天晚上，一位患者家属忧心忡忡地走到护士站询问小张5床患者的病情进展如何，小张护士由于白天没上班，上班后还没来得及翻阅病例，不太了解患者的情况，但当时看着患者家属焦虑的表情，为了安慰他们，就说患者病情不太严重，会好起来的，不要担心。家属听后高兴地立刻回去了。第二天凌晨，5床患者的病情突然恶化，抢救无效后宣告死亡。这时，家属认为负责医生耽误了病情，不负责任，并且以护士昨晚的言语为依据，认定医生对患者及家属隐瞒病情。医生感觉有口难辩，等回到护士站，该医生按捺不住心中的怒火，与护士小张发生了严重的口角，小张觉得很委屈。

案例 4-3

问题与思考：

1．护士小张的言行违反了哪些伦理道德要求？为什么？

2．负责医生的行为对吗？为什么？

3．假如你是护士小张，你会如何回答患者家属的询问？

治疗和护理是医疗工作中的两个重要的组成部分，与此相对应，医生和护士也就成为了医疗工作中密不可分的两个合作伙伴。俗话说："三分治疗，七分护理"。意味着在临床治疗过程中治疗和护理是相互依存，相辅相成的，那么，这两种职责的角色承担者——医生和护士就必须协同合作，才有可能完成患者的整个治疗过程。

（一）护士与医生关系的概述

医疗与护理工作是医院工作中的两个重要组成部分，医生与护士的职业是两个独立的职业，两者都是以使患者恢复健康为目的，但各自的工作侧重点不同。随着医学模式的转变和整体护理的开展，现代护理在临床工作中的地位和作用日益突出，医护关系要求护士和医生能够及时交流信息，互相协助，互为补充。良好的医护关系能使双方更有效地进行交流，及时处理患者的问题。

（二）护医关系的模式

1．主从型　是指在医护人员的相互关系中，医生处于主导地位或绝对权威地位，而护士则处于服从地位或被动地位，护士只是被动与机械地执行医嘱，并不直接对患者负责，医护关系是一种支配与被支配的关系。长期以来，护理工作被看作医疗工作的附属，许多人认为护士是从属于医生而机械地执行医嘱，从而形成了主从型的医护关系模式。这一传统模式中护理的特点是：护理已经成为专门的职业，但仍旧从属于医疗，护士被看作是医生的助手。护理工作的内容只是简单地执行医嘱和完成各项护理操作。随着社会的发展，主从型模式将被新的模式所代替。

2．并列 - 互补型　随着医学模式的转变和整体护理的开展，现代护理在临床工作中的地位和作用日益突出，医护关系已经转变为新的并列 - 互补型。这时护士与医生成为合作伙伴，护理工作内容不再是单纯地、被动地执行医嘱和完成护理技术操作，取而代之的是对患者实施生理、心理、社会等全方位的整体护理，满足患者的健康需要。

（三）护士与医生关系的伦理规范

1．相互尊重，彼此平等　医生和护士只是分工不同，没有工作的高低贵贱之分，医护工作的目的都是防病治病，为人类健康服务。因此，医生和护士的地位是平等的，彼此应该相互尊重，平等相待。医护双方要正确认识对方的作用，支持对方的工作。护士和医生要充分认识对方的角色职能，承认对方的独特性和重要性，彼此尊重，彼此理解。从护士的角度来说，护士应尊重医生，主动协助医生，认真执行医嘱，及时准确地完成医嘱任务。从医生的角度来说，医生要理解护士的辛苦，尊重护士提出的建议，能以平等的态度与护士对话，这样会激发护士的护理热情，更高效地完成护理工作。医护之间只有平等相待，相互理解，才能互相配合默契，协调一致，更好地为患者提供全方位、高质量的服务。

2．团结合作，相互配合　在医院临床工作中，医生和护士是相互合作为患者服务的，医生的诊疗和护士的护理是互相依存的，只是分工的不同，但最终的目标是一致的。在临床工作中，医护只有密切配合，才能相互扶持，相互帮助，达到高度的默契，才能更加顺利地完成医疗护理工作。同时，为了避免医疗事故的发生，医生和护士还需要相互监督，相互制约，一切要按照规章制度办事。如医生开医嘱，除抢救患者的情况外，其他一律需要落实在书面上护士方可执行。一旦出现差错、事故，要本着患者第一的原则，一切从患者的利益出发，以医者仁心的态度去面对，切不可隐瞒欺骗，更不能互相推诿，互相责难或者互相诋毁。

3. 互相促进，共同提高　求知是人类的本性，学习是人类进步的阶梯。通过学习，人们可以间接地获得各种经验。对于一名医护工作者来说，这一点更加重要。医生和护士在临床一线面对着不断变化的群体——患者，同时随着社会的不断进步，疾病谱出现很大的变化，患者的健康意识、法律意识都不断提升，这就需要医生护士在工作之余不断进行学习，提升自我，尽快掌握先进的医学知识及技术，更好地为患者服务。同时，在日常工作中，护士与医生应该相互监督，相互提醒。护士在执行医嘱时应仔细检查，以防因个别经验不足的医生开错医嘱，危及患者的生命安全。总之，为了推进医学和护理学的共同进步，医护人员在学习和工作上一定要互相帮助，共同提高，以便更好地为患者服务。

4. 相互制约，彼此监督　医疗过程中任何差错都会给患者身心带来损害，甚至危及生命。为了维护患者的利益，防止差错的发生，医生和护士要相互监督，相互制约。护士一旦发现医生诊断或治疗有偏差就要立即指出，医生也要及时告知护士工作的疏忽，及时预防，共同监督，减少医疗差错、事故的发生。

（四）医生对护士的角色期待

如果两个人合作完成一件事情，想要与其合作者达到完美的合作效果，首先要知道合作方对自己有什么样的期待，这样就如同给自己设定了一个明确的目标。作为一名护士，与其合作的医生要想达到完美的合作效果，那么首先要知道医生对护士的角色期待是什么。医生对护士的角色期待，总结起来有以下几点：

1. 热爱自己的专业，关心爱护患者。

2. 具有高度的责任心。能够仔细观察患者的病情变化，及时而详细地报告有关患者的病情变化。

3. 能够在执行医嘱的过程中将遇到的问题及时和医生商议，以便更好地解决问题。

4. 具有丰富的医学护理知识和人文科学知识。

5. 具有熟练的护理操作技能，能准确熟练地完成医嘱。

6. 具有敏锐的观察能力，能及时发现患者病情的变化，及时准确地做出判断并通知医生。

7. 具有良好的人际沟通能力，高尚的人格，宽广的胸怀。

小结	权利和义务是护理伦理学中一对重要的概念，也是构建和谐护患关系的重要基础。护士的法律权利与义务在《护士条例》中有明确的规定，而患者的法律权利和义务则没有专门的规定。护士和患者的道德权利与义务是相辅相成的。护士在学习工作中应全面掌握护患双方权利与义务的内涵，正确行使权利，认真履行义务，为构建和谐的护患关系而努力。

小结	医护人员在临床工作中要想提高工作效率，处理好各种关系是很必要的。其中，护士之间关系及护士与医生间关系是两种最重要的关系，护士之间的关系不仅会影响临床护理质量的高低，还会影响科室的工作氛围。同样，医护关系的融洽与否也会影响护理质量及护理工作效率。所以，在临床工作中，我们不仅要处理好护士之间的伦理道德关系，还要处理好护士和医生之间的伦理道德关系，这样才能更好地为患者服务。

自 测 题

一、名词解释

1. 护患关系　　2. 知情同意权　　3. 护护关系　　4. 并列-互补型医护模式

二、选择题

A₁ 型题

1. 患者具有自主权，护士在尊重患者自主权时，应该
   - A. 放弃自己的责任
   - B. 听命于患者
   - C. 无需具体分析
   - D. 不伤害患者
   - E. 必要时限制患者的自主权

2. 患者具有知情同意权，护士应该
   - A. 尊重患者的人格尊严
   - B. 尊重患者的自主性
   - C. 保护患者的隐私
   - D. 护患双方平等
   - E. 尊重患者的社会地位

3. "知情同意"中"知情"的含义是
   - A. 信息告知和信息理解
   - B. 信息告知和自由同意
   - C. 信息理解和自由同意
   - D. 自由同意和同意能力
   - E. 信息理解和同意能力

4. 下列属于护士权利的是
   - A. 保护患者的隐私
   - B. 发现患者的病情危急，立即通知医生
   - C. 能力不足时不能参加对患者的抢救
   - D. 护士执业，按规定获取工资报酬
   - E. 遵守法律、法规、规章和诊疗技术规范

5. 关于患者的权利，下列说法正确的是
   - A. 患者享有所有医疗资源的分配
   - B. 尊重医生护士的劳动
   - C. 患者被免除社会责任的权利是随意的
   - D. 患者都有要求休息的权利
   - E. 护士在任何情况下都不能剥夺患者要求保密的权利

6. 下列属于护士义务的是
   - A. 护士应当尊重、关心、爱护患者，保护患者的隐私
   - B. 按国家规定享有工资和奖金
   - C. 对医疗卫生机构和卫生主管部门的工作提出意见和建议
   - D. 从事有感染传染病危险工作的护士应当接受执业健康的监护
   - E. 知情同意权是患者自主权的具体表现形式

7. 以下不是患者义务的是
   - A. 如实提供病情的有关信息

B. 遵守医院的相关规章制度

C. 可以拒绝医学科研试验

D. 避免将疾病传播给他人

E. 尊重医生和护士的劳动

8. 下列不符合护士间关系的伦理规范的是

A. 相互尊重，相互关心

B. 谦虚谨慎，善于学习

C. 各司其职，各负其责

D. 学会交流，善于沟通

E. 事不关己，独善其身

9. 下列不符合护士与医生之间的伦理规范的是

A. 把握自我，准确定位

B. 团结合作，相互配合

C. 互相学习，共同提高

D. 护士完全从属于医生

E. 相互尊重，相互理解

A₃型题

患者，男性，27岁，因深夜酒后驾驶发生车祸，全身多处骨折，严重颅脑损伤，被送至某医院急诊科。

1. 值夜班护士处理措施错误的是

A. 应立即通知医师

B. 医师不能马上到达，护士应先行实施必要的紧急救护

C. 护士实施必要的抢救措施，但要避免对患者造成伤害

D. 因为值夜班，护士有权独立抢救危重患者

E. 护士必须依照诊疗技术规范救治患者

2. 下列哪项不属于案例中的患者应尽的义务

A. 积极配合医护活动

B. 尊重医护人员

C. 修订医院规章制度

D. 自我保健，促进健康

E. 及时寻求医护帮助

女性患者，27岁，护士为其做妇科检

查后，在未征求患者意见的情况下，又指导一男实习生做了一遍，此举引起了患者的强烈反感并当面指责护士，双方发生了激烈的争吵。

3. 此案例中，护士没有侵犯

A. 患者的隐私权

B. 患者的知情权

C. 患者的医疗权

D. 患者的自主权

E. 患者的诉讼权

4. 在此案例中，护士正确的做法是

A. 提前告知患者，再行检查

B. 先进行检查，在检查过程中告知患者

C. 提前告知患者并征得患者同意后再进行检查

D. 若患者不同意，拒绝为其进行检查

E. 若患者不同意，以护理治疗为由实施检查

女性患者，30岁，因宫外孕导致大出血，由其家人护送急诊入院。患者因宗教信仰而拒绝输血。但是医护人员看到患者病情危急，为及时抢救患者，依然为患者及时输血治疗，患者得救。

5. 此案例中，医护人员没有违反患者的

A. 医疗自主权

B. 知情同意权

C. 医疗监督权

D. 医疗选择权

E. 自我决定权

6. 此案例中，医护人员的行为主要在行使哪项权利

A. 诊断权

B. 干涉权

C. 监督权

D. 治疗权

E. 自主权

某男子，因车祸受重伤被紧急送医院急救，因没有带押金，医护人员拒绝为患者办

理住院手续，当患者家属拿来钱时，已错过了抢救的最佳时机，患者死亡。

　　7．本案例违背了患者的

　　　A．自主权

　　　B．知情同意权

　　　C．保密和隐私权

　　　D．基本医疗权

　　　E．参与治疗权

　　8．此案例中，患者应尽的义务是

三、简答题

1．简述护士的义务。

2．简述患者的权利。

3．简述影响护士间关系的因素。

4．简述护士间关系的伦理规范。

5．简述护士与医生之间的伦理规范。

　　A．患者有个人隐私和个人尊严被保护的权利

　　B．支付医药费用和其他服务费用的义务

　　C．患者有服务的选择权、监督权

　　D．患者有先治疗后付费的权利

　　E．患者有生命健康的权利

四、案例题

　　患者，男，62岁，上腹部术后第三天，发现"咳痰困难、呼吸窘迫"，值班护士未及时向医师报告病情，仅予坐位、拍背；约5分钟后，患者面色青紫、大汗淋漓，予吸氧；20分钟后，心搏呼吸骤停，经值班医师抢救无效而死亡。

　　请分析：

　　1．护士的行为违反了什么样的伦理道德？

　　2．如果你是护士，会怎么做？

（皮凤丽　高林林）

第五章

临床护理实践伦理

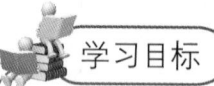 学习目标

识记：
1. 阐述基础护理伦理、心理护理伦理的含义、特点及意义。
2. 阐述门诊患者、妇产科患者、老年患者、手术患者及传染病患者的护理伦理要求。

理解：
1. 说明基础护理的道德要求和特殊患者护理的伦理道德。
2. 解释心理护理的道德要求。

运用：
应用临床护理道德规范分析、解决护理实践中的伦理问题。

　　临床护理是护理工作的核心。基本的护理工作包括各个专科的临床护理、基础护理和心理护理。护士要为年龄不同、疾病各异的患者服务，因服务对象的不同，也为护理工作提出了各具特点的服务要求。护士在医院有多种不同的工作岗位，针对不同岗位的特点，也为其提出了不同的道德伦理要求。

第一节　基础护理伦理

案例 5-1

　　患者，女，56岁，诊断为乙状结肠癌收入院。入院后常规准备，于入院1周后在全麻下行乙状结肠癌根治术，手术顺利。术后1小时，患者已苏醒，但因麻醉药的镇静作用仍处于睡眠状态。常规静脉输液，静脉输液通路建在左手腕部，左手被被子盖住。患者家属抬头见悬挂瓶内液体已空，来叫护士甲换液，护士甲换上一瓶500ml液体，15分钟左右，患者家属再次要求换液，护士甲来到床边取下空瓶，又换上一瓶500ml液体，并未检查液路，继续输入。护士乙来查房，见输液管滴壶内滴速太快，于是放慢滴速，并未掀开被子检查整个输液通路情况。

案例 5-1

20多分钟后，家属无意中掀开被子，见患者身下湿透一片，并有血迹，忙叫护士甲。护士甲查看液路，见输液管末端已脱落，液体流在体外，已浸透患者身下的褥子，周围有静脉血流出并浸透身下被褥。护士赶紧撤下左手液路，换掉湿透被褥，重新在右手建立新的液路。事后患者痊愈，并未发生不良后果，但患者家属与院方因此发生纠纷。

问题与思考：

请分析在此次事件中，护士甲、乙哪个应该承担责任？应承担什么责任？为什么？

基础护理和专科护理都是临床护理的主要组成部分。基础护理是应用护理学的基本理论和基本方法，在护理过程中满足患者需要解决的共同问题，也是临床各专科护理的共同基础。

一、基础护理的含义、特点与意义

（一）基础护理的含义

基础护理是满足患者基本需要的护理活动，是临床护理的基石。基础护理的主要内容包括：为患者创造整洁、安静、安全、舒适、方便、有序的休养环境；了解患者的生理、心理信息，监测生命体征的变化并做好护理记录；保持患者身体的清洁、舒适，排除物理、化学、生物等有害因子对机体的侵袭，保证治疗和护理安全；调配合理的营养及膳食；改善患者机体循环和代谢，及时、妥善地处理机体的排泄物；保持重症患者合理、舒适的卧位，适时更换体位，防止发生压疮；对患者进行心理疏导，使之保持良好的精神和心理状态；协助执行治疗方案，配合医疗诊治工作，以娴熟的护理技术解除患者疾苦；观察患者病情变化的信息和治疗效果，及时、有效地配合医生进行急救处置；指导患者功能锻炼，预防并发症，促进功能的恢复等。

（二）基础护理的特点

1. 周期性 基础护理的各项常规工作带有周期性的特点，经常采用固定的制度形式，按照日常工作流程以一定的顺序不断循环重复。如晨、晚间护理；体温、脉搏、呼吸的测试；药物治疗及其他治疗的执行；消毒及灭菌、标本采集等；患者的起居、作息等，无不按日常工作流程周而复始地循环运转，使各项工作有条不紊地进行。

2. 连续性 基础护理具有连续性不仅是指护理工作 24 小时都在进行，更要求护士通过口头交班、床旁巡视交班及护理记录做好交接班工作，护士换班不停岗，时刻不离开患者。护士通过连续观察，了解患者的病情变化和心理动态，及时、有针对性地采取护理措施和向医生提供相关医疗信息，使患者得到连续的治疗和护理，从而及时、有效性地采取各种护理措施和向医生提供调整诊治计划的信息。

3. 整体性 护理对象是一个完整意义上的人，护士要把患者的生理、心理、社会各方面表现作为一个整体进行观察、护理；医护是一个团队、一个整体，只有互相配合、协调一致才能顺利地完成对患者的诊治、护理任务；医院运转是一个整体，病房是患者住院接受诊治和医护人员开展诊疗、护理的基本场所，护士要为患者提供便于医疗、休养的环境，还要为医生提供诊治所必需的物质条件和技术协助。

4. 科学性　基础护理以医学科学理论为依据，并运用多学科知识为患者提供服务。如日常最简单的协助卧床患者翻身的过程，如何与患者进行沟通，协助患者变换体位，减少剪切力，使护士在操作过程中节省体力，就涉及心理学、人体解剖学、力学等内容。护士只有掌握科学理论，因患者、病种、病情的不同而运用科学方法，采取正确的护理措施，才能满足患者的生理和心理需要，促进患者的尽快康复，体现了基础护理的科学性。

5. 协调性　协调性基础护理不仅直接为患者提供护理措施，还为医生提供诊治所必需的物质条件和技术协助，如器械、敷料、仪器设备等的保管和消毒，医护之间、护士之间、甚至护士与其他科室医护人员之间只有互相配合、协调一致才能顺利地完成对患者的诊治。

（三）基础护理的意义

基础护理是各专科护理的基础，也是患者诊疗中必不可少的环节。我国卫生与计划生育委员会在2010年就提出了"优质护理服务示范工程"，要求夯实基础服务，全面提高临床护理水平，足以体现基础护理工作的重要性。基础护理可以协调和融洽护患关系，为患者提供良好的就医环境、生活服务，提高全程护理质量。由于基础护理工作琐碎、繁重，护士容易产生厌倦的情绪，从而影响基础护理的质量。护士应认识到基础护理工作虽然平凡，但却是关系患者生命安危的、有价值的科学性劳动，不要仅停留于技术操作层面，同时护士还是观察者、教育者和管理者，突显护理工作的专业性，体现职业价值。基础护理是提高护士实践能力的前提和基础，是现代护理观的重要内容，体现了护士形象和护理工作的服务性，同时也反映了医院护理水平和医院管理质量高低。护士要充分认识基础护理工作的重要性，具备高度的责任感、坚定的职业信念和无私的奉献精神，运用护理学的基础理论和基本技能为患者提供安全、舒适、高效的服务。

二、基础护理的伦理规范

（一）提高认识，无私奉献

基础护理平凡、琐碎、繁重，具有周期性、连续性的特点，大量的重复劳动容易使护士产生麻痹或倦怠情绪，从而影响基础护理的质量。因此，护士必须不断提高对基础护理的认识，认识到基础护理对病房诊疗工作顺利进行、保障患者安全、促进患者健康具有重要意义，它是有价值的科学性劳动。护士应认识到基础护理工作虽然平凡，但却是关系患者生命安危的、有价值的科学性劳动，护士不要仅停留于技术操作层面，同时还要是观察、教育和管理，突显护理工作的专业性，体现职业价值。只有在提高认识的前提下，护士才会认真、负责地做好基础护理，在平凡的细微之处为患者的康复默默奉献，维护患者的健康权益。

（二）爱岗敬业，遵守纪律

基础护理具有连续性和整体性的特点，要求护士日夜照护患者。因此，护士不仅要服从工作安排，不拈轻怕重、计较工时、挑拣班次，还要严守纪律、坚守岗位。护士需提前10分钟到班做上岗准备，按时交接班以投入工作；上班时间不能闲谈说笑和做私活，应全神贯注，勤恳、踏实地做好护理工作，加强巡视病房并开展健康教育；下班前要做好收尾工作，认真做好交接班，为下一班创造便利条件；不到下班时间或接班护士未到岗时，当班护士均不得擅离职守。

（三）认真负责，兢兢业业

基础护理具有周期性的特点，每项操作每天可能重复多次，护士应克服心理定势影响，严格落实"三查八对"制度，严格遵守护理操作规程，以高度的责任感审慎地对待每一项工作。基础护理工作中应把患者的生命安全放在第一位，护士要勤于观察、善于思考、行为谨慎、操作严谨，时刻把患者的安全放在心上，防止差错事故的发生。

（四）刻苦钻研，开拓进取

科学技术的发展使医疗护理日趋现代化，新的技术方法不断引入医疗护理领域，加上人们对健康服务的要求不断提高，基础护理的内容和要求也在不断变化。护士要不断加强学习，钻研业务，了解医学及护理学的新进展，掌握新知识、新技术。护士要在基础护理工作中善于发现问题，通过循证护理、护理研究等方法，勇于创新，为患者提供更舒适、更安全、更有效的护理措施，为护士减轻工作负荷、减少劳动损伤，以促进患者的康复，维护护士的健康。

（五）谨慎细致，防微杜渐

认识基础护理工作的重要性，具备高度的责任感、坚定的职业信念和无私的奉献精神，运用护理学的基础理论和基本技能为患者提供安全、舒适、高效的服务。患者的最高利益一是要保持生命，二是要促进健康，在基础护理工作中应时刻把患者的安全放在第一位。护士在为患者进行基础护理的同时需要按时巡视、细心观察、及时发现病情变化；遵守操作规程，严格执行查对和交接班等规章制度，使患者得到规范的护理服务；在保障环境舒适的同时做好患者的安全工作，如对具有跌倒高风险的患者要采取相应的护理措施，做好安全防护和宣教等。在基础护理中，护士必须遵照科学性的特点，勤于观察、善于思考，时刻把患者的安危放在心上，防止差错事故的发生。

（六）相互协作，相互促进

基础护理具有整体性、协调性的特点，医疗过程关系到人的生命和健康，这是护士与其他医务工作者的共同责任。护士在基础护理中应当与医务人员团结协作、密切配合，当发现医嘱违反法规、规章制度或诊疗技术规范时，应及时向医生提出质疑，及时指出并纠正，不能盲目执行。护士之间也要做到相互协作，如给药、输血等操作时应双人查对，核对无误后方可执行。另外，基础护理工作经常需要家属的帮助和配合，护士应加强与患者家属的联系，取得家属的配合和支持，以促进患者的早日康复。对护理员、配膳员要给予监督和帮助，共同做好患者的生活照护。

知识链接

南丁格尔誓言

南丁格尔誓言是由美国护士格瑞特（L. E.Gretter）女士针对护士们应忠于护理职业道德的要求，于1893年组织了一个自任主席的委员会，仿效希波克拉底誓言编写的，并于同年在底特律的一所护士学校的毕业典礼上宣读，全文如下：

余谨以至诚，于上帝及会众面前宣誓：

终生纯洁，忠贞职守，尽力提高护理之标准；勿为有损之事，勿取服或故用有害之药；慎守患者家务及秘密，竭诚协助医生之诊治，务谋病者之福利。

谨誓。

南丁格尔誓言（英文版）

I solemnly pledge myself before God and in presence of this assembly, To Pass my life in purity and to practice my profession faithfully,

I will abstain from whatever is deleterious and mischievous and will not take or knowingly administer any harmful drug.

I will do all in my power to maintain and elevate the standard of my profession and will hold in confidence all personal matters committed to my keeping and family affairs coming to my knowledge in the practice of my calling.

With loyalty will I endeavor to aid the physician in his work, and devote myself to the welfare of those committed to my care.

第二节　心理护理伦理

案例 5-2

　　患者，男，78岁，因直肠癌手术在腹部做了永久性人工肛门。术后家属要求将癌症病情暂时对患者保密，并且要求不要让患者知道人工肛门是永久的，而是暂时的。护士甲只知道癌症病情对患者保密，并不知道永久肛门情况还要对患者保密。当护士甲去病房为患者换液时，患者问："护士，我的肚子上怎么安了个袋子，很不舒服，什么时候去掉呢？"护士甲回答说："您的病需要切除肛门，要在您的肚子上重新造一个肛门，这个袋子要永久伴随您了。您不要担心，以后会慢慢习惯的。"患者听后情绪突然变得激动起来，大声喊着要出院："不治了！你们为什么给我做这样的手术，让我见不得人了。"无论大家怎么劝解也无效。原来，患者术前最担心的就是保留永久性的肛门，术前无论怎么解释都无效，家属和医生只好答应因病情需要，暂时造一个人工肛门，半年左右还能重造肛门，但护士甲并不知这些详情。患者情绪难以控制，半小时后因情绪激动，心脏病发作，最终经抢救无效死亡。

　　事后患者家属强调，就是护士甲的言语过错造成了这个严重的后果，护士甲应该承担一切责任。

　　问题与思考：

　　请分析在此次事件中，护士甲应该承担责任吗？应承担什么责任？为什么？

一、心理护理的含义、特点与意义

（一）心理护理的含义

心理护理（psychological nursing）是指护士在临床护理工作中应用心理学的理论和技术，通过护士的言语、行为、态度、表情和姿势等护患间的人际交往来影响和改变患者的不良心理状态和行为，增强患者在疾病状态下的适应能力，从而促进患者的康复，有利于疾病的转归和健康的恢复。研究患者的心理反应和心理需要，探讨心理护理的道德要求具有重要意义。

（二）心理护理的特点

1. 科学性　患者在其疾病发生、发展及转归的过程中，势必会出现各种心理问题，这就需要运用心理科学的理论和技术为患者做好心理护理治疗。心理护理一般按照评估→诊断→计划→实施→评价的程序进行，是一个连续的动态过程，直到患者的心理问题得到解决和满足，使患者在疾病的转归过程中始终能以最佳的心理状态接受诊治。

2. 个性化　一个心理健康的人患病后，其认知、情感、意志、人格等方面都会发生很大的变化，如焦虑、抑郁、恐惧、猜疑、孤独等，其原来的正常心理状态也会随之发生不自主的变化，甚至会出现很严重的心理障碍。因此，也会随之产生许多心理需求，包括安全感、被尊重、被接纳、社会支持等。掌握这个规律就可以使心理护理贯穿于各项日常护理工作中，随时随地对患者实施心理护理。而对于患病的个体，由于性别、年龄、病情不同，以及文化背景、社会经历、职业、经济地位等因素的差异，出现的心理问题和心理需求也会差别很大。所以，护士要根据患者的具体情况用耐心和爱心为其提供个性化的心理护理。对患者的入院接待或接听患者的电话咨询，护士整洁的仪表、温和的话语、亲切自然的表情、尊重与接纳的态度会使患者感到温暖，产生安全感和信任感；心理问题的解决会使患者产生一种最佳的心理状态，从而对疾病的诊治起到很大的辅助作用。

3. 严格性　心理护理是一项集科学性、艺术性于一体的工作，是有规律可循的。需要在实践中不断探索和总结，这给护士提出了严格的要求。首先，护士自身要具有较高的心理健康水平，才能以愉快和稳定的情绪、正确的态度和观点，帮助患者解决心理问题。其次，心理护理要求护士不仅具有较扎实的护理学和心理学知识，还需要伦理学、教育学、社会学、行为科学等人文和社会科学的知识，才能提高心理护理的艺术性，收到良好效果。再者，心理护理是通过密切护患关系来实现的，而护患关系是建立在良好情感基础之上的，这就对护士的道德情感提出了较高的要求。

（三）心理护理的意义

人患病后，俗话说："三分治，七分养。"这里所指的"七分养"就包括对待自身疾病要有一个积极良好的心态。不良的心理因素可以致病，而良好的心理因素则可以治病，心理护理就是帮助患者建立积极良好的心理状态。因此，心理护理在整体护理中具有重要地位。随着医学模式的转变，人们越来越认识到心理因素与疾病的关系。现代医学科学证明，心理致病是通过人的中枢神经、内分泌、免疫等系统作为中介起作用的。不良的心理刺激影响中枢神经系统，使内分泌系统紊乱，并降低免疫系统的作用，从而引起心身疾病；而愉快的心理状态也可以使各系统得到有益调整，提高健康水平。

二、心理护理的伦理要求

（一）同情理解，仁爱体贴

患者由于疾病的折磨、困扰和恐惧，会出现程度不等的情绪失调。这种不良的情绪还会影响亲属，甚至可能会出现愤怒情绪，将发泄的矛头指向护士，对护士横眉冷对，百般刁难。此时，护士应该理解患者、同情患者，应以高度的同情心和责任感对待每一位患者，从患者的心理需求出发，对患者失调的情绪适当安慰、合理疏导，引导其患者正视自身面临的问题，引导其多角度思考问题，要多给予安慰和鼓励，增强其信心和勇气；帮助患者克服恐惧，平复情绪。有的患者在得知身患危重疾病或绝症时，更易出现激烈的敌对情绪，此时护士更要善解人意，宽容悦纳，给予积极的、无条件的真诚关怀，并对家属做好解释和指导工作，这将有利于患者打开心中禁锢的心结，战胜自己，战胜病魔。

护士应根据不同患者的心理特点，不同的生活环境，不同的文化水平，不同的家庭背景，展开有针对性的心理护理。如有的患者患有孤独症，护士就要安排与其他患者多接触、多交谈，嘱同病房患者不要歧视该患者。必要时多请家属探视，从内心关心患者；遇到有猜疑心理的患者，护士在巡诊、查房时尽量不要当着患者的面与他人低语，同时针对猜疑要耐心解释，并以谨慎的态度进行各种护理处置；遇到易激怒的患者，护士更要保持冷静和宽容，耐心劝导患者，并以高尚的情操和精心护理来感化患者。

（二）尊重患者，保守医密

护士能否取得患者的认可和信任是心理护理成功的前提，尊重患者、平等相处是建立良好护患关系的基础，也是调节护患关系的重要伦理规范。护士要以真诚的心对待患者，才能换得患者的信任。要设身处地感受患者的内心体验，不轻易批评，不强迫患者表达，不把自己的价值观强加于患者。

良好和谐的护患关系有利于患者对心理护理过程持开放态度，袒露心理问题的细节。心理护理是人与人之间的心灵沟通，患者通常都会要求护士不将隐私和心事告诉无关人员。如果护士无法满足患者的保密要求，患者对护士可能出现信任危机，心理护理不但无法进行，甚至会出现护患纠纷。因此，保守秘密既是职业道德的要求，也是心理护理有效进行的最起码、最基本的要求。当然，如果患者的秘密可能会明显危及自身或他人的安全，护士则需要在一定范围内解密，以对患者及亲属负责。

（三）整洁安静，美化环境

整洁安静的病房环境能使患者有一种舒适如家的感觉，从而使患者情绪稳定，心情放松，势必会减轻很多疾病的痛苦。安静的病房可以保证患者的休息和睡眠。因此，护士应注意经常保持病房环境有序、清洁和安静，反之，脏乱、有噪声的病房使患者心烦意乱而产生不安全感，可引起患者神经、循环、消化系统的紊乱而使疾病加重，从而影响患者的康复。除此之外，护士还应注意美化病房，包括病房内设施整齐划一，且方便患者使用；色调宜人并符合生理、心理要求；有条件的医院可以在病房设置盆花、盆景，增加美感，使患者有一种温馨如家的感觉。

（四）自我调适，自我完善

护理工作不但风险高、压力大，而且工作繁重、工作时间长，是需要有奉献精神的职业。研究表明，护理工作压力大、心理健康状况差、职业倦怠感强、工作满意度低，这些负性心理状况如果不能很好地调适，势必影响护理工作的质量和护士自身的生活质量。因此，护士应科学地将心理学知识和技能应用在自我调节上，学会缓解紧张的情绪和释放工作的压力，以一种健康良好的心理状态来鼓励自己，支持自己。为了患者，为了工作，甘愿承受一切压力和风险，把付出和奉献当作最大的快乐和人生价值的体现。不断培养健全的人格品质，用健康的心态处理护患关系和进行自我调适，不断完善自我，从而更好地完成心理护理工作。

第三节　特殊患者护理伦理

特殊患者护理是指针对因患病年龄、性别等个性特征不同，或者因所患疾病不同、对专科化特点各异的患者所实施的一种相应的特殊护理。例如：顽皮天真的儿童、老态龙钟的老人、盼子心切的孕妇、恐惧顾虑的手术患者、消极自卑的传染病患者等。由于上述护理对象的人口社会学特点、疾病特点及护理方法与其他患者不同，因此，要求护士除遵循一般护理伦理规范和原则外，还更强调护士要根据这些不同的群体特点和疾病特点，遵守其相应的特殊的伦理道德要求。

一、门诊患者护理伦理

案例 5-3

患者王英（甲），女，46岁，因右下腹痛来门诊就诊，检验血常规血象正常，彩超提示：右侧输尿管结石，诊断明确；患者王英（乙），女，43岁，因腹痛来门诊就诊，伴呕吐，腹泻，检验血常规血象较高，彩超提示：肠管胀气，余未见异常，考虑急性胃肠炎。两患者因名字一样，且年龄相仿，在分诊时，护士错将两人的病历资料混淆，误将输尿管结石的患者王英（甲）收入消化内科住院，将胃肠炎的患者王英（乙）收入泌尿外科。入院后经再次核对查出失误并给予纠正。虽未造成严重后果，但延误了治疗，引发医疗纠纷，最后经调解解决。

问题与思考：

此次事件中，护士应该承担相应的责任吗？为什么？

门诊是面向社会的主要窗口，是患者来院就诊的第一窗口，是对患者进行早期诊断、早期治疗、长期医疗保健的医院工作的第一线。患者来院就诊多伴有疾病的痛苦、心情的焦急、求诊的迷茫。因此，门诊护士能否通过科学、温馨的护理为来院就诊的患者缓解疾病的痛苦、平复焦急的心情、解除求诊的迷茫，为患者留下良好的第一印象，会直接影响医院在广大民众心中的形象，影响医院医疗、教学、科研和预防保健的工作质量，关系到患者的疾病转复甚至生命的安危。因此，门诊护理是保证医疗质量不容忽视的重要环节。

由于门诊工作和患者的特殊性，门诊护理明显区别于病房护理，在工作内容、工作特点上有明显差异，对护士也有特别的伦理道德要求。门诊的护理服务水平在某种程度上体现了医院医疗工作的整体质量，门诊护士良好的职业道德修养，是维护医院声誉、提高护理服务质量的保障，对维护患者的生命安全具有积极的意义。

（一）门诊护理的特点

1. 组织管理任务繁重　门诊就诊患者存在数量多、流量大、更新快的特点，特别是在每周初、每天上、下午就诊的高峰时段，由于就诊量的陡增，门诊护士的工作量要比平时高出十几倍，此外，多数患者求诊心切，就诊迷茫，专科挂号就诊不准确，有时要多次更换挂错的号和诊室，咨询就诊者也明显多于平时。还有大量的陪诊家属和其他人员，造成门诊拥挤、嘈杂，相互之间也容易发生矛盾。上述诸多不利因素，势必会对护士的管理工作造成很大压力。为了保证就诊环境和就诊秩序，满足患者的就诊需求，达到门诊系统的整体协调和有序状态，门诊护士承担着繁重的组织管理任务。

（1）诊室管理：就诊前准备好医生诊查患者时需要的仪器、设备，如听诊器、血压表、叩诊锤、手套等。保障诊室内仪器、设备能正常使用，保障诊室各种检查单、处方充足。

（2）秩序管理：对患者预检分诊、安排就诊，维持就诊秩序，引导患者进行化验、检查、取药、注射、处置及观察病情、治疗抢救等。

（3）宣教管理：及时、准确、热情地解答患者的随时咨询，做好卫生宣教，登记和传递各种患者资料及电子信息等。

2. 交叉感染难以控制　由于门诊量多、门诊患者来源广泛、人口密度大、病种繁杂、人群流动量大，是否患有传染性疾病或携带传染源不可预见，难以及时鉴别和隔离；加之患者抵抗力低，门诊预防交叉感染的难度随之增大。因此，需针对上述因素充分做好门诊各种预防交叉感染的防范工作。一方面及时疏散分流患者，维持好就诊秩序，减少人口密度，从整体上采取措施，如医疗废物的分类处理、污水无害化处理、发热及传染患者的分流、空气和物品表面消毒等；另一方面医护人员诊治患者的操作中要严格遵守无菌操作规程。同时，对有疑似传染病的病例要准确及时做好疫情报告和确诊（疑似）病例的隔离，是控制疫源、做好交叉感染防治工作的关键措施。

3. 疏导工作繁多　由于门诊存在就诊人数多、病症种类繁杂等特点，因此，护理工作不仅包括医疗操作，还有大量服务性、疏导性工作。门诊就诊者以初诊患者居多，多为求诊迷茫，仓促就诊。因此，对于这些初诊患者，门诊护士应该主动迎领并引导就诊，要耐心解答咨询、分配诊室、指导检查以及交代复诊时的注意事项；对危重患者，门诊护士要及时准确判断病情，在积极协调、及时安排就诊的同时要准备好随时随地进行心肺复苏和急诊抢救工作；对步履艰难的老年患者和残疾患者，门诊护士要主动上前搀扶帮助；对哭闹不安的婴幼儿患者，门诊护士要进行预诊，初步判断病情，除对患儿父母进行解释和安慰外，还要设法劝阻哭闹的患儿以保持门诊安静；对妇产科患者，护士要进行孕期和妇幼卫生宣教；对传染病患者，护士要做好预防交叉感染和进行家庭、社会的预防宣教；对特殊患者如肿瘤患者、性传播疾病等患者，护士要做好心理疏导工作；要协调患者加号、退号、预约等问题。

门诊护士不但要全方位护理好患者，还要针对一些陪诊家属做好耐心的解释和指导。同时，除护士间及医护间的密切配合、协作外，门诊护士还要在各相关科室间和相关部门的工作人员之间发挥好协调作用。

4. 医患关系易紧张　门诊患者就诊心切、求诊迷茫，人数众多、流量大、更新快，每一位忍受着疾病痛苦折磨的患者都希望在短时间内得到诊治。在急切的等待中，患者和其陪诊家属都会出现烦躁焦急、情绪不满的心理，会对医护人员的语言、态度等过于敏感，如果医护人员忽略了患者及家属此时的情感特点，再出现语言生硬、态度冷淡怠慢、安排就诊不当、服务不周等情况，就很容易使医患关系紧张产生医患矛盾，而且这种矛盾容易泛化成医护人员与多个患者的矛盾，势必影响正常诊治工作的进行，如果不及时化解处理好这一矛盾，将在该患者以后的诊疗过程中埋下医疗纠纷的隐患。因此，医护人员应尽量避免发生矛盾与纠纷，一旦出现矛盾，要冷静对待、恰当处理，从患者的利益和观点出发，耐心解释，消除误解，不要使矛盾扩大或泛化，及早消除医疗纠纷的隐患，树立医护良好形象。

（二）门诊护理的伦理要求

门诊是患者来院就诊接触的第一窗口，门诊的诊疗护理工作是为患者诊治疾病的第一步。因此，护士护理工作质量的好坏直接影响医院在患者心目中的形象和患者的疾病康复甚至生命安全。总之，门诊护士特别需要遵守好其特定的护理道德要求，以最优秀的护士形象展示在社会面前。

1. **热情服务，高度负责** 门诊患者都是忍受着疾病痛苦的折磨来就诊的，多伴有紧张、焦虑、急切的心理，加上对医院环境、就诊程序的生疏以及人多嘈杂、环境不宁等不良因素，势必会加重患者的心理负担和不安的情绪。因此，门诊护士要做到同情患者，充分理解患者期望较早解除病痛的心理需要，做到主动迎领、热情接待、耐心解释、指导协助患者就诊，平复好患者的不安急躁情绪，耐心、细致地解答患者的疑问，以消除患者的紧张、恐惧心理；提前问诊好患者的症状及就诊目的，做好病情预检、专科分诊工作，做好应诊准备，尽量缩短患者的就诊等待时间，尽量满足患者连续诊治或易诊的要求；门诊护士应主动、热情地问候待诊患者，介绍门诊的环境和布局、有关的规章制度和候诊、复诊须知，对需要预约检查和特殊治疗的患者要耐心地说明目的、方法和注意事项，便于患者就诊。对危重、年老、残疾以及行动不便的患者应主动给予帮助，协助患者做好诊查前的准备，使他们尽快得到诊治。护士应主动热情、精神饱满、端庄大方地为患者服务；理解患者心理需求，耐心解答患者的疑问；对所有患者一视同仁，合理安排就诊顺序，均有利于缓解患者的负性情绪。

2. **尊重患者，保护隐私** 门诊护士对待患者要以尊重和关爱为出发点，在有利于诊治疾病的前提下尊重患者的意愿，做到文明礼貌服务，举止端庄、语言文明、态度和蔼，对待每位患者都要热情主动，不能因患者的民族、年龄、性别、职业、文化、体貌、衣着等因素而有所差异。对于反应迟钝、不能自主表达心愿的老年患者，护士更应耐心观察患者的表情提示和肢体动作的意愿表达，必要时与陪诊亲属沟通交流，以便更好地理解患者的意愿。对于婴幼儿患者也应多注意他们的各种非语言方式的意愿表达，尊重陪诊亲属的意愿。门诊护士应主动向患者介绍就诊流程和注意事项，在患者就诊时，应保持诊室内一医一患，避免患者病史、症状、体征、家族史及个人嗜好等隐私外泄；在检查和诊疗患者时应注意保护患者的身体隐私部位，特别是在诊查女性患者时，护士更应提前为其做好遮挡防护准备，创造舒适、安全的治疗护理环境，尽可能杜绝患者隐私受到侵害，使患者安全放心地配合诊查。另外，对于患者的就诊资料，如就诊登记记录、辅助检查结果、病历等做好保密工作，维持诊室的就诊秩序，不允许无关人员随意翻阅患者的病历及检查结果，不随意泄露任何隐私。

3. **维护秩序，合理安排** 门诊护士要维持好就诊秩序，对待就诊患者不分亲疏远近，公平公正地平等对待。如果因病情需要更改就诊顺序或就诊医生时，需向患者和其他受影响的患者耐心解释并征得同意后方可施行，以避免引发误解和纠纷。做好就诊流程的宣教工作，并按就诊流程提前完成就诊前的有关辅助检查和查前准备。如泌尿科需要做彩超的患者要提前憋尿使膀胱充盈，而做妇科检查的患者则要提前要排空膀胱；需要做肝功能检验、血糖检验、肝胆彩超、肝胆 CT 检查和胃镜检查的患者要提前空腹禁食水等。护士还要帮助患者准备好就诊前可能需要的检查报告单，提前为患者测量好体温、血压、脉搏等，帮助患者合理支配就诊前待诊时间，提高就诊效率。

4. 审慎严谨，团结协作　门诊患者多、流量大、更新快，因此，更需要门诊护士在护理工作中做到审慎严谨、准确无误，这是能否保证门诊患者医疗安全的关键所在。为此，门诊护士在护理工作中一定要遵守查对制度、操作规程，认真核对患者的姓名、病情、皮试、医嘱及辅助检查，即使有一丝疑点也不要轻易放过。对于出现治疗反应或可疑反应的患者要高度重视，密切观察，及时采取措施，切不可轻易漏过，直到病情稳定放心后才可让患者离院回家。即使门诊量再多，工作再忙，也要做到对每一位患者严谨认真、高度负责，从点滴细微处杜绝医疗隐患，最大程度地保证医疗安全。

门诊是一个整体，门诊的医生、护士、医技、后勤、财务等各个群体间、各科室之间都要以患者为中心，密切联系、相互沟通、加强协作，发挥好门诊的整体效应，提高门诊医疗的效率和质量。对于病情复杂、诊断不明、需要多科会诊的患者，护士还要主动帮助联系好相关医生、相关科室、相关检查，要做好解释、介绍和协调工作，减少误会和矛盾，防止推诿，使患者得到更安全、更及时、更准确、更有效的诊治。

5. 保持环境，预防感染　门诊环境主要包括空间环境、卫生环境两方面。

优美、安静、舒适的门诊空间环境，能够缓解患者疾病的痛苦和待诊的焦急，能够使医务人员情绪轻松愉快、诊治思路清晰准确，从而提高工作效率，缩短患者候诊时间。在维护门诊空间环境的工作中，护士要维持好就诊秩序，平复不良情绪，避免混乱，禁止大声喧哗，减少其他噪声，尽量保持安静。设立好出诊医生公示牌，就诊和检查路线指示标志，提供取阅就诊流程图和宣教资料，为患者提供细致入微的照顾与方便。

清洁的卫生就诊环境和达标的预防措施可以有效地减少交叉感染，保护易感人群的同时也保护了门诊医护人员。门诊护士要注意和维持好门诊的环境卫生，对就诊患者及陪诊家属做好卫生宣教和指导，不要随意丢弃垃圾和废物，特别是患者的排泄物和伤口的污染物。治疗室和处置室内明确区分清洁区与污染区，并设立明显的标志；对一次性的物品及时清理和更换。

二、妇产科患者护理伦理

案例 5-4

产妇王某，女，26岁，第一胎孕足月待产入院，入院后次日正常顺产分娩一男婴，产后母婴均正常。产后第5天，护士甲协助婴儿哺乳，将婴儿趴放在母亲腹部哺乳，婴儿哺乳完后顺势趴在母亲腹部睡着了，母亲见婴儿睡得香没有打扰，1小时后，母亲见婴儿口唇青紫，没有了呼吸，忙叫护士，护士甲忙把婴儿抱开抢救，经心肺复苏抢救无效，婴儿死亡。经鉴定：婴儿因窒息死亡，死亡原因系婴儿俯卧母体时间过长，抑制婴儿腹式呼吸，致窒息死亡。产妇及家属要求追究护士甲及院方责任。

问题与思考：

在此次事件中，护士甲应该承担什么责任？为什么？

妇产科护理的服务对象主要包括生命各阶段不同健康状况的女性。女性在未婚、已婚、孕期、产后、经期、绝经后等阶段其生理和心理差异都很大，躯体状况变化也很大，女性在不同的生理阶段患病后的耐受性不同，加之受传统观念的影响，患病后常产生羞怯、焦虑、抑郁和恐惧的心理。另外，产科护理任务重、技术性强、责任大。因此，对妇产科护士提出了较高的护理伦理道德要求。

（一）妇产科护理的特点

1. 服务对象特殊　妇产科护士尤其是产科护士的护理对象主要是孕妇、胎儿、产妇和婴儿。因此，在护理工作中要考虑其护理对象不同的特殊性。如在执行医嘱、用药剂量、用药方法、护理操作等要考虑到是否属孕妇、产妇、婴儿禁忌，既要考虑到对孕妇、母婴的治疗效果，又要考虑到是否对孕妇、母婴有严重的副作用，以确保孕妇及母婴的健康和安全。

2. 心理阶段特殊　妇女受其未婚、已婚、孕期、产后、经期、绝经后等生理阶段及内分泌水平的影响，会产生程度不等的相应心理变化。常见的有羞怯心理、压抑心理、烦躁心理、恐惧心理等。另外，受其传统观念的影响，妇女对涉及其生殖系统有关的问题多采取回避隐晦的方式，给医生在正确诊治疾病时带来了很大的困难。这就需要妇产科护士付出更多的爱心、耐心、细心和关心，取得患者的信任。

3. 护理责任重大　妇产科护理不仅包括门诊、住院的妇产科患者的护理工作，还涉及孕产妇、围生期保健等工作；涉及人群的繁衍和健康；涉及护理对象的婚姻、生育、家庭等问题；涉及保护妇女权益、优生优育、计划生育、性别鉴定、生命质量等诸多社会问题，有的还涉及国家法律法规，如《婚姻法》《女工保健法》《计划生育法》等。伴随人们文化生活水平的提高和人文素质的进步，孕产妇的保健越来越受到重视。计划生育、优生、优育是我国提高人口素质的一项基本国策，这就使得对孕产妇的保健、围产期的保健护理工作成为了妇产科护理工作中的重中之重，不容忽视。反之，如果孕产妇得不到及时、科学的护理保健，轻则可能导致孕妇患病，胎儿发育不良、早产、流产等，重则可能导致死胎、胎儿智力低下甚至发育畸形，这不仅给充满期待健康婴儿的孕妇和家庭带来很大打击，还会给家庭和社会带来沉重的负担。在孕产妇的围产期护理工作中，护士的点滴工作疏忽极有可能造成严重后果，甚至可能危及产妇和婴儿的生命。因此，妇产科护理工作范围更广、任务更重、责任更大，直接关系到国家、民族、社会和家庭的利益，相应对妇产科护士的伦理道德要求也更高。

4. 护理要求更高　伴随现代科学的进步、微创医学的发展，国家、社会、患者及家属对妇产科医护人员的技术水平也相应提出了更高的要求，希望患者能够得到及时确诊、最佳治疗、科学护理、早日痊愈。同时，还要求手术疗效高、损伤小、痛苦少、不留后遗症，而且尽量保持性功能和生育功能的完整。越来越多的微创妇产科技术应用于临床，如胎儿监护仪、超声多普勒听诊仪、腹腔镜、宫腔镜、羊膜镜等，在妇产科诊断与治疗中成为了不可缺少的工具，对妇产科的早期诊断、微创治疗和优生、优育起到了非常重要的作用。

为适应现代先进的医疗形势，妇产科护士必须认真学习新知识、新技术，掌握各种新技术与检查的术前准备、术中配合和术后护理。产房护理工作要求严格的无菌观念和消毒隔离制度，并且产房工作具有突然性与紧急性，这些都对护理工作提出了更高的要求。

（二）妇产科护理伦理要求

妇产科护理对象包括孕产妇、妇科患者、人工流产及引产者、不孕不育患者等。妇产科护理的任务并不仅仅局限于妇女健康、产科护理，还关系到两代人的健康平安，同时还涉及优生优育、保证人口素质等重要职责。从事妇产科护理的护士肩负着幸福所系、性命相托的社会责任。

1. **尊重生命，保护隐私** 由于妇产科生理的特殊和妇产科疾病的特点，患者常有一些相应的特殊心理变化。如因羞涩心理不愿接受隐私部位的检查或治疗护理；有的产妇在生产时因疼痛而喊叫，不能配合助产士或医生分娩。此时，护士切不可急躁、训斥或对其要求不予理睬，应尊重患者的人格，耐心解释指导，通过语言及非语言沟通方式表达同情、关心和鼓励，引导患者配合。部分未婚先孕的女性及妊娠的少女因担心医务人员的嘲笑、训斥而到非正规小诊所接受流产手术，出现并发症甚至危及生命。因此，护士为这类人群服务时，切忌冷眼相对、嘲笑挖苦，应态度平和、耐心劝导，给予积极的关怀，动之以情，引导其反思问题，指导自我保护。

尊重生命包括尊重接受诊治的每一个人，也包括尊重尚在发育中的胎儿，要维护母亲和胎儿的健康与安全。尊重患者还表现在尊重患者对治疗护理措施的知情同意权。如妇女避孕方式的自由选择，护士应配合医生介绍各种避孕方法的利弊，帮助育龄夫妇选择合适的避孕方法，尽量减少人工流产和引产的概率，实现生殖健康；又如，母亲感染或发现胎儿畸形时是否继续妊娠、分娩方式的选择、恶性肿瘤患者是否保留生育功能等问题，都应在患者充分知情和理解的情况下，尊重患者的自主选择。

妇产科护士在工作中可以了解到患者的诸多隐私，如观察会阴等隐私部位，了解怀孕及流产次数、婚姻状况、性病史等。护士对患者的个人隐私要保守秘密，仅作为医护人员诊治护理的参考依据，不得向患者以外的其他人员透露，更不能作为闲谈的笑料。主动保护患者的隐私是护士对患者的尊重，是其职责所在，也是法律对护士的要求，同时也是获取患者信任并配合治疗的关键。除对患者的信息保密外，在对隐私部位做护理操作前要特别注意关好门窗、拉上窗帘或摆好屏风，请无关人员暂时回避，在进行各项操作时，护士应作风严谨、举止端庄，不得嬉笑，不得有淫思邪念。检查时应在治疗室、检查室操作，给予足够的遮挡，不过度暴露患者的身体，以保护患者隐私。男性护士为患者检查、治疗及护理时，应按要求有女护士或家属在场，以避免不必要的误会。

2. **关爱患者，心系社会** 女性因其特殊生理、病理因素的影响，妇产科患者容易出现情绪波动大、忍耐性差、自我感受突出、痛阈值降低、依赖心理强等问题，此时，护士要理解、同情、关心患者，以真诚和爱心取得患者的信任，以和蔼可亲的言语化解患者的不良情绪。妊娠期是妇女一生中生理、心理变化最大的时期，也是最需要关爱、照顾和科学护理的时期。在此生理期，妇产科护士担当了重要的角色，不但要具备崇高的爱心和高度的责任心，还要具备高素质的科学专业的护理技能。妇产科护士要掌握妇女在妊娠的不同时期、围产期不同的心理特点，给予有针对性的护理。

如女性在孕早期可能出现惊讶、突然、无心理准备的仓促心理；而意外受孕则会使女性出现取舍不定的矛盾心理。女性在孕中期可能会因部分家庭重男轻女的压力而出现对胎儿性别的焦虑问题。女性到了孕晚期尤其是进入围产期时，身体和心理的负担最大。孕妇和家属都会担心生产过程是否顺利、孕妇和胎儿以及产后母婴是否安全健康等问题。产褥期妇女由于内分泌的影响可能出现情绪波动，加之初产妇育儿经验不足、新生儿患病等因素均可导致产妇情绪低落，甚至出现产后抑郁。

妇产科护士一定要熟悉孕期妇女的各期生理和心理特点，仔细观察、分析评估孕产妇的心理变化，及时准确地采取相应的护理措施，最大程度保证孕妇及母婴身体和心理的健康。

此外，护士也应该重视处在围产期孕妇的家属心理变化特点，如为孕产妇担忧、焦急、烦躁等。如忽略家属的这些心理变化，孕产妇和婴儿的细微病情变化可能使家属出现不理解、愤怒情绪，甚至出现过激行为，导致不必要的纠纷造成医患关系紧张。因此，护士应该理解家属的这些担忧焦急情绪，耐心说服劝解，并从内心关怀他们，尽力为他们提供便利条件与服务。

当患者由于缺乏医学知识对病史陈述不清或因涉及隐私而隐瞒病史、掩饰病情时，护士应耐心询问、积极引导，尊重患者，并诚恳说明真实病史对诊治、护理的重要性及保密原则，使患者理解、配合；对于未婚先孕的患者来院堕胎时，护士更应给予同情和爱护。

妇产科护士的护理不仅关系到患者的健康，还关系家庭的幸福和社会的稳定。因此，妇产科护士要做到关爱患者，心系社会。

3. 忠诚履责，敏捷果断　妇产科护士担当着孕妇和胎儿、产妇和婴儿安全和健康的护理重任，应该具备高度的责任心。对于一些妇科患者，尤其是未婚未育的患者，对生殖系统和性功能有损伤和影响的诊治操作则应慎重抉择。护士应该协助医生做好解释指导工作，尊重患者的自主选择权。产科护理急诊较多，时间无规律性，护理任务繁重，病情变化快，稍有疏忽、拖延及处理不当都可能给母婴、家庭及社会带来不良的影响。即使是正常产妇，若在产前或任何产程出现异常情况未及时处理，也可能威胁母婴的生命健康。因此，妇产科护士对胎儿的监测要细致、认真，记录清楚；在观察待产妇产程时记录要详细、客观、及时、准确；接生时要尽量保持会阴完整；对新生儿的观察与护理要周到、安全。妇产科疾病有时因病情急剧变化可危及孕妇胎儿或母婴的生命。如宫外孕破裂大出血、胎盘早剥、羊水栓塞、妊娠合并心脏病突发心力衰竭等，此时，护士要及时准确判断病情，协助医生敏捷果断进行处理和抢救。当情况危急时护士要敢于担当风险，果断采取措施，以确保孕妇胎儿或母婴安全。

面对生理、心理、病理特殊且社会属性重要的妇产科患者群体，妇产科护士应该具备时刻高度的警惕性和责任心，扎实地掌握本专业理论和技能。遇到急危重症，做到观察病情仔细认真，处变不惊，敏捷果断地配合抢救。对孕产妇患者，做好孕期和产褥期保健指导，降低孕产期并发症、合并症的发生率，降低孕产妇死亡率、围产儿死亡率和病残率，对母婴及家庭负责，对社会负责。以高度的敬业精神和责任心对待每一位患者，将专科护理操作落到实处。

三、老年患者护理伦理

人口老龄化问题是当今世界普遍关注的重大社会问题。按照联合国"年龄问题国际行动计划"的规定，凡一个国家或地区 60 岁以上的老年人口占总人口的比例超过 10%，或者 65 岁以上的老年人口占总人口的比例超过 7%，就称为老龄化社会。我国 1999 年年底迈入老年型国家的行列。预计我国未来 50 年中，老年人口还将以年均 3.2% 的速度递增。

老年人曾经为社会做了很多有益的工作，患病后理应得到社会和医务人员的热情关怀和最佳的医疗保健，以使他们健康、长寿和安度晚年。老年人的医疗保健已成为我国卫生事业发展中的重要议题，解决人口老龄化的策略之一就是实现"健康老龄化"，全面提高老年人群体的生活质量。因此，老年护理工作的任务更艰巨、更重要，工作范围也更广泛，对护士也相应提出了更高的护理伦理要求。

案例 5-5

患者李某，男，82岁，因前列腺增生尿潴留入院，经检查于入院后三日在腰椎麻醉下行前列腺电切术，手术顺利，给予膀胱持续冲洗治疗。病情恢复很好，既往有冠心病史，但此次入院未发作。术后第五日，因住院费用一时欠费，护士甲去病房向李某陪床家属催交押金："5床李某家属，你们交的六千元押金花完了，已经欠费了，再交五千。"患者家属恳求说："今天就我一人陪床，没空回家取，明天再交行吗？"护士甲坚决地说："不行。今天交不上，明天就要停止治疗了。"原来李某怕子女为其治病花钱太多，本不想住院。子女骗老人说花不了太多，两三千就够了，老人这才同意住院手术的。可是，护士甲催交押金说出了真相，老人见花了这么多钱还不够，并听说交不上就不给治了，一时情绪激动，强烈要求出院，无论怎么劝说也不行，十分钟后，老人突然胸闷、胸痛、大汗，急查心电图提示：急性心肌梗死。立即抢救，以后转心内科监护病房治疗，经内科治疗十天后痊愈出院，内科治疗花费万元以上。患者家属向院方提出：患者突发心脏病是因护士甲催交押金态度生硬，并且不应在患者面前催交，以致患者知道消费的具体数额，应该追究护士甲的责任，并担负内科治疗的一切费用。

问题与思考：

在此次事件中，护士甲应该承担什么责任？你认为护士甲应该怎样做？

（一）老年护理的特点

老年人的机体结构和生理功能渐趋衰退，患病的机会明显增加，而且各系统慢性疾病、危重病以及难以治愈的疾病增多，加之生理、心理的特点，老年患者的护理更有其重要性和特殊性。

1. 护理任务重　老年人很少患单一疾病，高血压、冠心病、慢性支气管炎、糖尿病等慢性疾病常两至三个甚至更多同时合并，患脑出血、脑动脉血栓、心肌梗死、肺心病、恶性肿瘤等危重疾病者也比较常见。患病后病程长、恢复缓慢，难以彻底治愈，病后容易留有各种后遗症，多数老年人生活自理能力减退，多需要专人护理。因此，老年患者的护理任务更加繁重。

2. 护理难度大　老年人生理功能和身体素质衰退，听力下降、体温调节功能降低、痛阈增强、记忆力减退、思维表达迟钝，患病后感知和主诉常含糊不确切；体温变化不明显、疼痛反应迟钝，造成疾病的症状和体征常不典型；免疫功能下降，住院后更易发生交叉感染；肝、肾功能下降，患病后容易发生药物的蓄积中毒；消化功能减弱，病后对饮食营养要求高；骨质疏松、行动迟缓，患病后更需要照护；机体储备能力降低，病后住院对病房的温度、湿度要求较高等。以上这些特点使得对老年患者的护理难度加大。

3. 心理护理要求高　老年人因衰老而表现的心理特点包括以下几个方面：①感知觉减退；②记忆力下降；③理解、解决问题的能力下降；④情绪趋向不稳定；⑤人格特征改变；患病后对病情估计多为悲观，常表现出精神过度紧张、瞻前顾后、忧郁、焦虑、沉默不语或拒绝治疗等。在诊治、护理过程中，还经常向医护人员探问自己的病因、病情、用药以及手术的安全性，甚至喋喋不休地询问治疗、护理中出现的微小问题和预后情况。有的老年患者还怀疑诊断的正确性，向医护人员提出质疑；有的老年患者悲观失望，表现为沉默不语或拒绝治疗等。另外，老年人更希望得到别人的尊重，一方面因为老年人阅历深，对家庭和社会都做出了贡献，理应受到社会和后辈的特别尊重；另一方面由于衰老加快产生对死亡的恐惧，特别是患病后感受死亡的威胁更明显，产生强烈的不良心理反应。以上都给心理护理提出了更高的要求。从某种意义上说，心理护理比躯体护理更重要。

（二）老年患者护理的道德要求

基于上述老年的护理特点，对护士的护理伦理要求如下：

1. 理解尊重，敬老爱老　老年人都渴望受到尊重，孝敬老人也是中华民族的传统美德，因此，孝老、敬老天经地义，应该从各方面尊重顺从老人。老人患病住院后，由于外界环境、个人社会和家庭角色的改变，面对病房规章制度约束等变化往往使老年患者生活习惯上不适应、自尊心受到压抑，容易产生孤独、焦虑、忧郁。因此，老年患者对医护人员有较强的警觉性，尤其对护士的表情、态度和行为观察得十分细致和敏感。护士要理解老年患者，做到举止稳重、称呼得体、言行礼貌、态度诚恳，耐心倾听他们对护理工作的意见和要求，尽力予以满足，限于条件做不到的要予以耐心诚恳的解释，使他们产生信任感、安全感和温暖感。注重老年患者的自尊还表现在尊重老年人的自主性，在保证患者的安全不受威胁的前提下，尽量鼓励老年人自我保护，维护其尊严。日常工作也应尊重老年人的生活习惯，人性化地安排各项工作。如老年人一般喜欢早睡早起，各种护理工作尽可能提早完成，避免在夜间打扰患者。此外，尊重老年人的价值观也非常重要。护士希望老年患者能改掉一些不良的生活习惯，有时采取批评的方式，易引起老年患者的不愉快。护士应借助健康教育的理论和方法，说服老人，切忌当众反复批评。

2. 关心体贴，沟通交流　老年患者年多体弱多病，行动不便，自理能力明显下降。而老年患者又有一种不愿麻烦别人、打扰别人的心理，对自身能力的估计过高，常拒绝护士为其进行生活护理。因此，护士要关心、帮助老年患者，在维护老人意愿和自尊的前提下主动做好生活护理，如指导老年患者进食富有营养且易消化的食物；指导帮助有利于疾病康复的体位变换，帮助其洗脸、梳头、更衣、饮食；对行动困难而又无陪床家属的老年患者应主动提供搀扶辅助其检查和室外活动；使老年患者产生温馨如家的感觉。

老年患者虽然反应迟钝，理解交流能力差，但他们更渴望了解自己的病情、检查结果、治疗方案、治疗效果、疾病的预后和转归。另外，老年患者还有言语啰嗦、重复提问的特点，护士要耐心对待，切忌急躁、厌烦。在沟通过程中语速合适，语音清晰，语调适中，注意恰当运用抚摸、微笑等非语言沟通技巧。对于一些固执己见、难以交流的老年人更要多一份耐心，多一份理解，并要求家属协助与其沟通交流。对于一些特别需要老年人理解的问题要重点强调，以保证达到沟通理解目的。交流时尽量使用老年人习惯的词语和方言，以便与患者拉近沟通距离。在沟通时，也应注重健康教育，传播健康知识和健康保健技能，提高老年人的自我护理和自我保健能力，增强其健康责任感和价值感。

3. 细致耐心，注重心理　老年患者因组织器官衰老、退化，对疼痛的感觉变得迟钝，痛阈较高。使得疾病的症状、体征常感觉较轻且不明显；老年患者患病常为多种疾病并存，使得各种疾病的临床症状体征同时表现出来，叠加重合，主要疾病的症状体征极不典型，病情变化难以预料。致使医护人员对病情的判断产生错觉，造成漏诊、误诊，延误病情。这就要求护理老年患者时，护士更要有高度的责任感，审慎、细致耐心地观察病情，勤巡视病房，不放过任何一个疑点或微细征兆；坚持认真做好床旁交班，仔细记录病情变化，多与医生沟通，使患者及时准确地得到诊断和治疗，减少误诊、漏诊发生。

老年患者因为身体衰弱，病程多迁延时长，疗效不明显，心理上常出现悲观失望、消极抑郁、身心疲惫，会造成自暴自弃甚至厌世的不良情绪。另外，由于一些难以彻底治愈的慢性疾病长期使身体受到病痛折磨，长期住院或卧床不起给家人带来的拖累和负担会使老人出现自责、内疚的心理；老年患者常因住院医疗费用给家庭带来的经济负担而产生很大的心理压力；这些生理、心理、社会问题会使老年患者表现为少言寡语、暴躁易怒，拒绝治疗和护理，使医护难以接近和交流。因此，面对老年患者的护士要熟悉理解老年人的这些心理特点，特别要注重老年患者的心理护理，耐心细致地观察其心理情绪变化，针对患者的具体情况和心理问题帮助老人消除顾虑，开导和启发老人，增强老人的心理承受能力，充分调动积极因素，同时调动家属的积极因素，使老人解除心理压力，防止发生轻生的念头或意外，和家庭主动配合治疗，使疾病早日痊愈。

四、手术患者护理伦理

到目前为止，手术仍然是治疗外科疾病的重要手段之一。它虽然有疗效快、根治性强的优势，但同时也有损伤大、风险高的不足。手术是外科治疗过程的中心环节，手术成败直接关系到疾病的疗效和患者的安危，手术过程需要医、护、技等医务人员共同协作才能完成，手术在损伤或改变患者生理结构的同时，还会对患者的心理、社会等方面造成影响。因此，参与手术的护士同医生一样肩负着保证患者生命安危的责任，手术护理需要有较高的道德要求。

（一）普通手术护理的特点

1. 缜密性　手术治疗具有损伤性、危险性的特点，对患者正常的解剖结构和生理功能都会有不同程度的改变或损伤，制订手术方案时要以能根治原发病的同时把这种负损伤降低到最小为原则，要严格缜密，考虑周全，一旦出现失误则不可逆，相应的普通手术护理具有严格性、缜密性的特点。如手术室严格的查对、交接制度和分工职责；严谨的消毒隔离管理、无菌技术操作规范；严格的术前准备、术后观察护理制度等，以确保手术的成功和患者的安全。

2. 协作性　手术能够顺利地完成离不开手术护士、麻醉师、医生及其他工作人员的密切配合、彼此协作，任何一个环节都不容忽视。一个环节出问题，则会直接影响手术进度、手术质量、手术效果，严重者甚至会成为手术失败的重要因素。护士在手术过程中与医生、麻醉师绝不是从属关系，而是彼此配合、共同协作的关系，承担着重要角色。同时，在保障手术室正常运转中也发挥着承上启下和协调的重要作用。因此，多科室的协作性也是普通手术护理的重要特点。

3. 衔接性　围术期包括手术前、手术中和手术后几个阶段，每个阶段都有其特定的责任护士，其护理分工也各异。各段责任护士的护理工作通过交接班连续进行。在不同阶段的辗转和接替工作过程中，护士要主动介绍患者的病历资料、治疗方案、手术方案以及术前、术中、术后的情况和病情变化，特别要强调在围术期各阶段交替时的护理重点。因此，紧密的衔接性是手术护理的又一个特点。

4. 时间性　手术治疗要求医护人员具有强烈的时间观念，特别是对急诊、危重患者实施的抢救性手术，争分夺秒的时间观念是决定手术成功与否和保障手术治疗效果的先决条件。护理工作的快节奏、高效率、技术娴熟是保障提高工作效率的基础。

（二）手术护理的伦理要求

基于上述手术护理的特点和手术不同阶段对护理的要求，对手术护士的护理伦理要求如下：

1. 手术前的护理道德要求

（1）术前心理护理：手术前，患者的心情往往异常紧张，恐惧、焦虑、担忧，顾虑重重，表现为烦躁不安、疑虑多问、坐卧不宁、寝食难安。患者担心自己的疾病是否已确诊？是否有误诊？手术是否能根治自己的病？手术医生技术是否可靠？手术人员是否有高度责任心？手术是否很痛苦？是否安全？是否留下后遗症？面对上述诸多不良的心理顾虑，如果术前不及时消除，会直接影响患者是否能积极配合手术进行；是否能配合术后的各种治疗。因此，术前心理护理是手术前期的重要工作，不容半点忽视。手术护士应该根据患者不同的文化水平采取相应的心理护理。如结合医生恰当解释病情及治疗方案以消除患者疑虑；当需要请患者或亲属签署知情同意书时，护士应客观、细致地向其进行说明，充分尊重患者的权利；通过术前访视向患者说明麻醉的大致情况和操作过程，使患者对麻醉方式和过程心中有数，减少或消除由于对麻醉不了解而产生的恐惧心理，并积极配合。确保在麻醉穿刺过程中让患者保持一定的体位，减少操作风险；耐心向患者告知手术的过程和各个环节中如何与医护人员合作，以保证患者在理解的情况下正确配合手术。

护理人员应设身处地为患者着想，客观、详细地对患者进行讲解，主动关心、耐心细致地做好心理护理，消除患者不必要的担忧，减轻患者的心理负担，最终使患者以稳定的情绪和乐观的态度接受手术。

（2）术前准备：术前准备是手术前护理的主要内容，是保证手术顺利进行的基础，也是手术成功的必要条件。手术护士要了解患者的手术治疗方案，做好相应的准备工作。包括保证患者术前有充足的睡眠；根据麻醉方式和手术方案安排禁食时间及肠道准备；术前置胃管、尿管等，按医嘱给患者术前用药；让患者洗澡、更衣；手术区域的皮肤准备。护理人员要周密细致、认真负责地落实各项准备工作，避免疏漏或返工。

例如，在很多胃肠道手术前，需要术前置胃管，患者在术前因对手术的恐惧已有紧张情绪，再加之惧怕置胃管的痛苦，所以很难配合好护士的操作。这时就需要护士耐心解释置胃管对手术的重要性，操作轻柔，以患者的耐受程度为主，尽量减轻置入时的不适刺激。同样，术前置入尿管、术前灌肠等操作时也应注意以上几点。总之，在进行术前各项准备操作时，每一步骤都要认真完成，有一点马虎和懈怠都会给患者带来不必要的痛苦。在手术准备的同时还要关注患者的生理和心理反应，及时发现患者的病情变化，确保患者手术顺利进行。

另外，术前手术间的准备也很重要，手术开始前做好手术间环境的清洁和消毒，按照不同的手术要求准备好所需要的特定药品、耗材、手术器械、敷料包，检查调试各种仪器是否正常，调试手术台各个体位的支架和灯光，为特殊体位手术的患者预先准备好保护衬垫用物等。在手术前将各项准备工作到位就绪，为手术患者提供一个清洁、安静、舒适、安全的治疗环境。其次，术前与患者沟通、访视中，护士可充分利用语言、图片和文字等形式帮助患者了解、熟悉手术过程，减少患者由于环境陌生和不便带来的心理压力。

（3）核对与交接：手术室易发生差错事故及护理缺陷的环节很多，一旦失误就会影响患者的治疗、延误手术时间，造成时间与物品的浪费甚至会使患者致残、致死。患者在被送入手术室前，护士要再次认真核对患者的基本资料是否有误，是否完善齐全，患者病情是否有新的变化，如有变化及时提醒手术医生进行诊治，决定是否更改手术方案。术前还要再次核对手术部位，如手术部位为对称部位，一定要反复核对，加以确定。如甲状腺左右侧、上下肢左右侧、疝的左右侧、乳腺左右侧、胸部左右侧等，还要注意患者仰卧位时与术者左右相反，俯卧位时则与术者左右一致的特点。核对术前用药和特殊用物是否齐备等，术前各种引流管是否通畅，如胃管、尿管、胸腔闭式引流管等。

接患者入手术室时，手术室护士与病房护士一定要做好交接工作，如术前用药是否完善；患者的生命体征是否平稳安全，各种引流管是否固定完好，引流是否通畅。

总之，术前的准备工作是否完善直接关系到手术的成功与否，不容忽视。

2. 手术中的护理伦理要求

（1）环境肃静，体贴入微：安全肃静的手术环境是手术能顺利进行的前提条件。手术室的环境要求主要包括建筑设置、空气净化系统、医患进出路线设置、清洁区域与污染区域的划分等，环境质量控制与工作流程管理是维护手术室环境安全必需的保障，手术室护士肩负着重要的手术室管理工作。手术室护士除严格要求自己外，还要监督其他医务人员遵守手术室更衣（鞋）制度、无菌观念、无菌操作技术规程；各种手术器械、仪器都要认真检查，确保功能完善和安全运转。

患者进入手术室后，由于没有了亲人的陪伴，心情往往比较紧张，尤其是躺在手术台上时，更是孤独无助，恐惧害怕，对医务人员有"生死相托"的感觉。手术护士要主动理解、关心、安抚患者，做到温暖如亲，体贴入微。使患者消除紧张情绪和恐惧心理，以较好的情绪配合手术，并在温暖的关怀中度过手术。

在手术过程中，手术室应该保持洁净肃静，护士与医生交流病情及工作时应尽量使用专业术语，说话要轻声，不谈论与手术无关的话题，以保持手术室内的严肃和安静。医护人员应尊重患者，不在手术间大声谈笑或窃窃私语议论患者的病情或个人隐私，避免对手术产生不必要的干扰。另外，医护人员术中不要频繁接打电话。

（2）操作熟练，严谨细致：手术护士首先要熟悉手术步骤和手术要点，在手术过程中，手术护士要全神贯注，熟练敏捷地进行各种操作，在操作中严格执行各项操作程序，认真执行无菌操作；密切关注手术步骤的各个阶段，提前备好将要用的手术器械。配合手术要眼明手快、准确无误；对手术器械、器材和敷料等认真、负责地做好查对、清点工作，手术结束时，物品、器械要认真清点、核对，核对无误后再让术者关闭切口。任何环节出现问题或疑点都要及时报告，不能存在侥幸心理，更不能故意隐瞒。

（3）团结协作，密切配合：手术医师、麻醉师、器械护士、巡回护士等人员组成一个手术团队，他们相互之间能否做到团结协作，密切配合是手术成功与否的关键。其中器械护士、巡回护士在手术过程中起着相当重要的作用。护士要从患者的利益出发，一切服从手术全局的需要。因此，护士要与其他医务人员互相尊重、互相支持和密切协作。

手术护士不但要熟悉手术步骤，还要熟悉每位手术医生的手术方式和手术操作特点，以便提前准备好与其相适应的手术器械，也有利于手术中与医生的密切配合。如制作手术医生配合卡，标明医生所需要的手套大小、习惯使用的器械型号等内容，以保证任何一位手术护士与医生配合时都能较好地了解他的个人特点，使手术能够更顺利地进行。

手术护士要一切服从手术全局的需要，应该与麻醉师、手术医生相互尊重、相互支持、相互理解，密切配合、团结协作。如果有任何一方配合不好，都会直接影响手术的顺利进行，增加患者的痛苦，甚至危及生命。

（4）注重沟通，获得理解：在手术过程中，在外等候的患者家属对手术进展状况十分关切，急于了解，最担心的就是患者是否安全、手术是否顺利、手术是否成功等。护士要理解患者家属的急迫心情，要安抚平复家属的情绪，及时将手术进展情况、术中需要商讨的病情与患者家属沟通交流，做到和蔼耐心解答家属提出的问题以解除其忧虑和不安，特别是手术不顺利或时间过长时，应多向家属提供手术信息，给予安慰，从而得到家属对医护工作的理解和支持。

3. 手术后的护理道德要求　手术后，护士要协助麻醉医生做好术后护理工作，使患者安全顺利度过麻醉恢复期。如在麻醉恢复过程中，监测好生命体征的变化，拔除插管后清理好口腔呼吸道，摆好患者的合适体位，避免肢体扭曲受压。在麻醉恢复到适合搬动时再将患者转到搬运车上，搬动过程中，护士要特别注意摆好患者的肢体，以免造成损伤，要看护好患者的各种引流管、输液管等，千万不要拽掉、脱落或易位。将患者安全送到病房后，要与病房值班护士做好床头交接，特别要交代好患者的手术情况，要特别注意体征的变化、各引流管的位置和引流液的注意事项，确定患者生命体征平稳后再离开。

五、传染病患者护理伦理

传染病是由各种致病性病原体如细菌、病毒、立克次体、支原体、原虫等通过各种途径侵入人体而引起的传染性疾病。传染病与其他疾病的区别在于它具有传染性，它能在人群中连续传播，造成流行，使人民的生命健康受到威胁。因此，在传染病护理中，对护士提出了相应的特殊伦理要求。

（一）传染科护理特点

传染性疾病有其独特的传染性、流行性、季节性、规律性和临床症状特异性等特点，其临床护理特点如下：

1. 消毒隔离要求高　传染病有其易传染、易流行的特点，每一个传染病患者都是传染源，因此，在诊室、病房患者越多，传染病传染流行的概率就越大。为了防止疾病流行，就要控制传染源，切断传染途径，保护易感人群。在门诊和病房的护士都要严格执行消毒隔离制度，包括患者就诊和入院时的衣物、生活用品以及分泌物、排泄物等的消毒；同时对患者要严格进行隔离，不要互串病房，遵守好探视制度；避免传染病在诊室、病房内传播流行。

2. 心理护理任务重　传染科患者由于对所患疾病的性质不了解，预后难以预测，加之担心子女、亲属被感染，势必会产生紧张、焦虑、抑郁、恐惧的心理。如失望与自卑、孤独与罪恶感、不安全感与无所谓等。此外，不同年龄、性别、职业、病情的患者还有一些个性表现，如住院患者由于被隔离，又会产生被限制感、孤独感和自卑感；急性期传染病患者常因发病急骤、思想缺乏准备而进入隔离病房，易产生焦虑情绪；慢性病患者常因恢复较慢而悲观失望，或情绪随病情变化波动。因此，传染科护士的护理任务非常重要。

3. 社会责任重　在传染病护理中，如果护士护理不到位，消毒隔离制度不严格，很可能造成传染病在社会上的暴发流行，对社会造成严重的后果。如艾滋病的流行严重影响了人们的健康安全和生命安全，对社会、人群造成了极大的危害。因此，传染科的护理工作不仅针对患者个体，还关系到整个社会群体的健康和安危。

（二）传染病护理伦理要求

根据传染病及其护理特点，传染科护士在传染病护理过程中应遵守以下伦理要求：

1. 热爱专业，勇于奉献　传染科护士每天都要近距离接触传染病患者，几乎是和他们朝夕相处。每天都要接触和清除具有传染性的分泌物、呕吐物和排泄物等，受感染的机会要比其他科室的医务人员大很多。然而，传染护理岗位并没有一次缺席，一批又一批的护士带着崇高的责任感和事业心不停地奔赴传染护理岗位。传染科护士出于对护理工作的热爱，怀着为患者解除病痛的人道主义精神，把热爱自己的专业同责任感、事业心紧密结合起来，树立无私奉献精神，表现出勇于奉献的高尚道德情操。

如在防治非典型肺炎（SARS）的过程中，由于早期对该病认识不足，在防护不到位的情况下，和患者接触的时间最早、距离最近、频率最高的医护人员成为早期感染比较多的主要群体。不少医务人员因为抢救、护理患者而感染 SARS，甚至献出了宝贵的生命。尽管如此，仍有一批又一批医务人员自愿报名到"抗非"第一线，显示出了大无畏的奉献精神，赢得了全国人民的崇敬。实际上，传染科护士不怕脏、不怕累、不怕苦、默默奉献的故事每天在传染科病房中上演着，为无数患者的康复作出贡献。

传染科护士应严格执行消毒隔离制度，牢固树立无菌观念，切断各种传播途径，防止患者间交叉感染。护士的生命和患者的生命同样珍贵、神圣，因此，护士也要做好自我防护和职业风险防范，切不可因为防护措施繁琐而省略。一旦发生职业暴露，要及时处理，将对护士的危害降到最低。

2. 尊重患者，注重心理　由于传染病的特殊性，传染病患者的心理比其他疾病的患者复杂，心理需求也较多。如失望无助、自卑厌世等。如果心理护理不当，将对这些患病群体和社会造成不可挽回的严重后果。传染科护士要设身处地为他们着想，充分理解他们的苦衷，尊重他们的人格和权利。护理人员应千方百计地创造条件并以自己的高尚道德情感，运用多学科知识，针对不同患者的心理问题做好心理护理。如对有孤独感的患者，护士要向患者讲清隔离的道理，使之认识到隔离是防止传染病传播的重要措施，况且隔离是暂时的，应主动配合医护人员；对忧虑、担心的患者，应向他们讲清传染病的传播方式及预防措施，以科学的态度对待传染病；对自卑患者，护士应主动接近他们，温和而热情地开导并帮助他们解决生活中的困难，使他们在心理上得到宽慰。总之，使患者处于良好的心境下接受治疗和护理，才能达到尽快康复的目的。

3. 预防为主，对全社会负责　重视宣传教育，做好传染疾病社会预防工作。经过多年的努力，一些传染病被消灭或种类减少，传染病已不再是威胁人类健康的主要疾病。但是，必须看到有些传染病还有上升趋势，因此，要树立"大卫生"观念，动员全民重视传染病的防治。为此，护士要积极、主动参与预防接种，做好儿童的计划免疫工作；向人民群众普及传染病知识，如传染途径、早期症状、防治方法，使人们了解到不文明、不健康的行为可以导致传染病的发生。

采用标准预防措施，防患于未然。提倡医护人员勇于奉献的精神，但是不要做无谓的牺牲。护士日常工作中应采取标准预防措施，对普通患者或未确诊传染病的患者也应强化消毒隔离意识，采取标准防护措施，预防交叉感染。避免由于对传染病潜伏期或症状隐匿患者隔离防护措施的疏忽造成疾病传播。

由于传染病具有传染性、流行性的特点，对社会危害较大，国家对传染病的防控要求高。因此，护士应利用各种途径加强宣传和教育，提高全民的预防保健意识，防止传染病的发生和传播。

|小结|临床护理是护理工作的核心，基本护理工作包括各个专科的临床护理、基础护理和心理护理。随着现代医学模式由原来的生物医学模式向生物－心理－社会医学模式的转变，临床护理工作也应随之改变。临床护理实践伦理正是适应这一转变，在原有基础护理的模式上将护理伦理应用于临床实践，并根据各种不同的疾病科学地制订了相应的伦理要求，使临床护理伦理更加专业化。在当今医学模式下，临床护理工作不仅要重视临床护理、基础护理和心理护理，更要重视临床护理伦理的作用，使我们的护理工作更加科学化、专业化、人性化。

基础护理、心理护理和特殊患者专科护理都是临床护理的主要构成部分。基础护理是临床各专科护理共同的基础，是应用护理的基本理论知识、基本实践技能和基本态度方法来满足患者的基本需要的护理。本章阐述了基础护理的含义与特点，基础护理的特点包括：周期性、连续性、整体性、科学性、协调性。基础护理的伦理要求重点在于：提高认识，无私奉献；爱岗敬业，遵守纪律；认真负责，兢兢业业；刻苦钻研，开拓进取；谨慎细致，防微杜渐；相互协作，相互促进。

心理护理的概念是指护士在临床护理工作中应用心理学的理论和技术，通过言语、行为、态度、表情和姿势等护患间的人际交往来影响和改变患者的不良心理状态和行为，增强患者在疾病状态下的适应能力，从而促进患者的康复，有利于疾病的转归和健康的恢复。特点包括科学性、个性化、严格性。依据患者的心理需要和心理问题，提出心理护理的伦理要求：同情理解，仁爱体贴；尊重患者，保守医密；整洁安静，美化环境；自我调适，自我完善。

特殊患者护理伦理包括门诊患者护理伦理、妇产科患者护理伦理、老年患者护理伦理、手术患者护理伦理、传染科护理伦理等内容，对专科护理人员提出了具体的伦理要求。|

自 测 题

一、名词解释

1. 基础护理　　2. 心理护理　　3. 特殊患者护理

二、选择题

A₁型型

1. 不属于基础护理特点的是
   A. 整体性
   B. 时代性
   C. 连续性
   D. 协调性
   E. 科学性

2. 连续进行基础护理的时间是
   A. 6 小时
   B. 8 小时
   C. 12 小时
   D. 24 小时

E. 48 小时

3. 妇产科患者的特殊心理特点，下列叙述不正确的是
  A. 害羞心理
  B. 压抑心理
  C. 恐惧心理
  D. 自责心理
  E. 变态心理

4. 老年患者的护理特点，下列叙述不正确的是
  A. 病情复杂，护理任务重
  B. 病情多变，护理难度大
  C. 疑虑多，心理护理要求高
  D. 久病卧床，用药多斟酌
  E. 年事已高，病情危重，放任自流

5. 传染病患者的护理道德要求，下列叙述不正确的是
  A. 尊重科学，具有献身精神
  B. 为了满足患者保密的需要，可以牺牲他人利益
  C. 做好心理护理，帮助患者树立战胜疾病的信心
  D. 争分夺秒，竭尽全力抢救患者
  E. 对社会负责，预防为主

6. 手术前患者的护理道德要求，下列叙述不正确的是
  A. 配合医生恰当解释病情
  B. 当需要请患者或亲属签署知情同意书时，护士应客观、细致地向

其进行说明
  C. 手术护士要了解患者的手术治疗方案
  D. 没有必要告诉患者手术方式和麻醉方式
  E. 手术护士术前还要再次核对手术部位

A₃型题

1. 傍晚，某医院急诊科送来一名无家属的患者，患者严重摔伤并伴有休克。此时医护人员应
  A. 找到家属并在家属来院后再抢救
  B. 待详细查明摔伤原因后再抢救
  C. 等交足了预付金后再抢救
  D. 等签署了知情同意书后再抢救
  E. 在分析病情的同时，争分夺秒地抢救

2. 某患者，需要做胃大部切除术，进入手术室后非常紧张、害怕，拒绝护士进行四肢固定。护士耐心地解释手术室的环境、手术过程和四肢固定的必要性，使患者最终能配合护士做好术前准备，这主要体现了手术室护理道德要求的
  A. 操作熟练，敬业慎独
  B. 关心患者，保护自尊
  C. 团结协作，勇担风险
  D. 环境安全，保持安静
  E. 认真核对，保证安全

三、简答题

1. 简述基础护理的伦理要求。
2. 简述心理护理的意义。
3. 简述普通手术术中护理的伦理要求。
4. 简述妇产科患者的护理道德要求。

四、案例题

患儿，男，5 岁，诊断为急性阑尾炎收入院。入院后腰椎麻醉下行阑尾切除术，手术顺利，术后给予哌拉西林钠舒巴坦钠静脉滴注治疗（滴注前药物皮试阴性）。滴注后第三天，患者下肢出现轻微皮疹，痒感。第四天皮疹渐多，早晨王护士去输液时并未注意患者皮疹，

继续输入哌拉西林钠舒巴坦钠，第五天患者全身出现大量皮疹，痒感明显。医生考虑患者对该药出现迟发性药物过敏反应，停用该药物。患者及家属怀疑用错了药，与院方发生纠纷。

请分析：请对护士的工作进行伦理分析。

（董景珍）

第六章

社区卫生保健护理伦理

 学习目标

识记：
1. 复述预防接种和健康教育的目的和意义。
2. 阐述家庭病床和康复护理的概念。

理解：
说明预防接种、健康教育、家庭病床和康复护理等对护士的伦理要求。

运用：
1. 应用社区卫生护理伦理规范分析解决预防接种、健康教育、家庭病床和康复护理中的伦理问题。
2. 正确处理预防接种、健康教育、家庭病床、康复护理中的道德关系。

随着健康观念、医学护理模式、人口构成以及疾病谱的变化，人们对医疗和护理的需求也随之变化，并促成护理职业的变革：护理工作照护的对象从个体患者扩展到家庭和社区人群；护理模式从以疾病为中心的功能制护理转变成以人的健康为中心的整体护理模式；护理实践范围从临床医疗护理扩展到预防、保健和康复等领域，护理工作空间领域从医疗机构延伸到家庭和社区。探讨预防接种、健康教育、家庭病床和康复护理等领域的伦理问题，对护士做好社区卫生保健工作具有重要意义。

第一节　预防接种和健康教育伦理

案例 6-1

程某，男，1岁零4个月。于2014年1月15日由家长带到某社区卫生服务站服用预防脊髓灰质炎的糖丸。家长听到护士叫程某的名字，即进入房间。护士准备给程某注射针剂。家长觉得奇怪，就问护士："不是吃糖丸吗？怎么打针呢？"护士"确认"是打针无误。

疫苗接种完成后，发现给家长的计划免疫接种卡不是程某的，而是另一个周姓孩子的。

案例 6-1

调查时，护士说她叫的名字是周某，并非程某，看见有家长带小孩进来，没有核实姓名，就打了"麻风腮"疫苗。而程某在2013年8月26日接种过"麻风腮"疫苗。

当日，该社区卫生服务站负责人向家长道歉，提醒家长注意孩子皮肤是否有红肿及发热等重点观察指标。所幸，孩子未有异常表现。

问题与思考：

1．护士在免疫接种时，应恪守哪些护理伦理规范？

2．如果发生预防接种责任事故，护士如何做才能得到伦理辩护？

一、预防接种及其伦理要求

（一）预防接种概述

1．预防接种的概念　预防接种（preventive vaccination），即人工免疫，是把疫苗（用人工培育并经过处理的病菌、病毒等）接种在健康人的身体内使人在不发病的情况下产生抗体，获得特异性免疫。预防胜于治疗。全球范围内正在广泛、常规地应用疫苗来预防疾病，极大程度上降低了传染病的发生。在我国，由接种单位和接种人员根据疾病预防控制规划，按照国家和省级规定的免疫程序，给适宜的接种对象进行疫苗接种，以提高人群免疫水平，达到预防和控制传染病发生和流行的目的。

2．预防接种的特点

（1）预防接种对象的全民性：预防接种以全体人群为服务对象。目前，我国建立健全了城乡预防防疫机构，对儿童实行计划免疫，接种率达96%，居世界前列。对成人按知情同意的自主原则实行预防接种。

（2）预防接种效果的延缓性：预防接种的远期效果巨大，但近期效果不易显现，感知不确定。因此，人们对预防接种的需求不迫切，接种意愿不足，增加了潜在的需求转化为现实需求的难度。

（3）预防接种人员的主动性：在人们认识不到预防接种的意义，没有需求意愿的时候，预防接种要求护士为了人民群众的健康利益和社会公益，积极主动地开展工作，改变人们的被动性，自觉地做好预防保健工作。

在预防接种中，护士除了要遵守护理技术操作规范外，还要遵守相应的伦理规范。

（二）预防接种的护理伦理要求

1．认真负责，主动热情　预防接种是预防传染病的重要措施之一。首选，预防接种与临床护理最大的区别在于临床护理是患者之必需，护理效果直观而迅速；而预防接种是防患于未然，效果常以隐晦、缓慢的形式表现出来，不易被人们认识。其次，临床护理的对象是患者，预防接种的对象除儿童外，多是健康的成年人，预防接种效果的延迟性和不确定性导致成人的需求意愿程度低。再次，预防接种具有公共产品的性质，人们"侥幸心理"与"免费搭车"的可能性，也决定了成年人预防接种的有效需求不足，需求意愿低。

上述特点要求预防接种的护士要具有高度的责任感和热情的服务态度，秉着对全社会人群身心健康负责的执业理念，主动上门服务。在民众不理解、不合作、不愿接种的时候，积极耐心地进行预防接种的科普宣传，使民众正确了解预防接种的重要性、必要性和深远意义。护士要及时通知应该预防接种的人群接种的时间、地点，努力做到预防接种及时、不遗漏，确保预防接种的有效性。预防接种一般在社区卫生服务中心进行，负责接种疫苗的护士工作量大，要求护士具有高度的责任心，在工作过程中严格遵守各项操作规程，正确处理接种反应。

2. 尊重科学，实事求是　　在预防接种护理工作中，护士必须具有科学的态度和实事求是的作风。护士要根据人口谱、疾病谱及预防接种的经验，与医师一起推行免疫计划和免疫接种程序，根据传染病学特点，正确地确定接种对象；接种前认真仔细地询问病史及传染病接触史，认真对接种者进行身体检查，严格掌握适应证、一般禁忌证和特殊禁忌证，以科学的态度进行接种。护士要熟练掌握各种疫苗的作用机制、注射途径和方法及不良反应；预防接种时要实事求是地记录疫苗的使用情况，及时反映接种反应，为改进疫苗、促进新疫苗的研发提供信息支持。同时，护士不可因经济利益而鼓励、诱惑不需要接种的人进行接种，更不能诱骗或强迫人们使用利润高的疫苗。

3. 团结一致，通力协作　　预防接种既要对个人负责，也要对社会负责。预防接种工作是综合性的工程，需要医务人员和有关社保人员参与，只有团结一致，通力协作，才能取得良好的效益。在预防接种工作团队中，护士处在连接医师、社保人员和接种者的中间环节，又是预防接种计划的执行者，因此，护士应从大局出发，具有"大卫生"观念，在工作中具有团队意识和合作精神，发挥整体效能，做好预防接种工作。

知识链接

我国的计划免疫

　　我国的计划免疫程序主要内容包括：儿童基础免疫，即对 7 周岁及 7 周岁以下儿童进行卡介苗、脊髓灰质炎三价疫苗、百白破混合制剂和麻疹疫苗免疫接种，以及以后的适时加强免疫，使儿童获得对结核、脊髓灰质炎、百日咳、白喉、破伤风和麻疹的免疫力，概括为"接种疫苗，预防六病"。2002 年将乙型肝炎疫苗加入，即现在所说的"五苗防七病"。

　　2008 年，原卫生部再次对计划免疫工作内容进行了修订，将计划免疫增加到了九种疫苗，使预防的疾病由以前的七种增加到现在的十五种，这些疾病包括：甲型肝炎、流行性脑脊髓膜炎、流行性乙型脑炎、风疹、流行性腮腺炎、流行性出血热、炭疽和钩端螺旋体病。这样使我国的计划免疫范围在世界上已经居于领先水平。

二、健康教育的护理伦理规范

（一）健康教育概述

1. 健康教育的概念　　健康教育（health education）是指有目的、有计划、有组织的教育活动，是在调查研究的基础上采用健康信息传播和行为干预措施，帮助个体或群体掌握卫生保健知识，树立健康意识，自愿选择健康的行为模式，消除或降低危险因素，降低发病率、伤残率和死亡率，提高生活质量的过程。

健康教育的实质是一个干预过程，其核心目的是帮助人们理智地建立和选择健康的生活方式，重点是促进健康而不仅是疾病的预防。为此，健康教育者应运用相关的知识、技能与服务，提升个人和社会对预防疾病和促进健康的能力和责任感，促进个体和群体选择有利于健康的行为。

健康是基本人权，达到尽可能的健康水平，是世界范围内的最重要的社会性目标。健康教育被世界卫生组织列为当前预防和控制疾病的三大措施之一，是预防生活方式病的有效武器，也是减轻疾病经济负担的重要政策。在我国，健康教育是初级卫生保健的基本内容之一，被列入我国的卫生发展战略，作为维持和促进个体和群体健康的一种有效手段。在社区卫生服务中，护士应将健康教育与健康促进融入护理实践中，完善和补充护理功能。在健康教育中，护士要尊重人们的文化信仰，鼓励社区居民坚持健康的生活方式和行为，采取适当的干预手段，达到健康教育的目的。

2. 健康教育的特点

（1）对象的全民性：生活中的每一个人都是健康教育的适宜对象，健康教育的对象是广泛的、全民的。只有人人参与，人人努力，才能人人健康。对有不良生活习惯的人，健康教育可以改变其不良的行为方式和生活习惯；对已经养成良好习惯的人，通过健康教育增加其继续保持的动机和恒心。健康教育最基本的要素就是要唤起健康意识，即全体公众的积极参与意识，每个人都具有对个人和社会健康的自觉性和责任感。只有在公众的健康意识形成之后，掌握的健康知识越多，其行为的倾向性就越强，健康行为的养成才具有可能性。

（2）目标的明确性：个人健康并非只是个人私事，个人健康直接关系公众的健康。在很多情况下，健康是个人根据自己的价值判断所做的价值选择，而这种选择可能会对他人和社会产生一定的影响。健康教育要促使教育对象树立健康意识，掌握健康知识，具有健康责任，养成健康行为习惯，并具有维护健康的道德观念。健康行为养成是健康教育的最终目的。研究证明，人类许多重大的健康问题和过早死亡是可以通过改变不良生活方式和习惯加以预防的。

（3）内容的科学性：健康教育的核心就是帮助人们树立健康意识，养成良好的健康行为和生活方式，保护和促进个体与群体健康。因此，健康教育的内容必须具有科学性和准确性，切忌传授似是而非、伪科学或想当然式的卫生信息。只有掌握科学的健康知识，才能树立正确的健康观念，养成健康、文明的生活方式和行为习惯。健康教育通过传授人们健康与疾病知识、医学检验检查的目的、心理健康知识、康复锻炼指导等知识与恢复健康的护理技能，帮助人们树立良好的生活习惯和行为方式，掌握自我护理等技能。最终达到改善、维持和促进个体的健康水平，进而改变整个社会的健康状况。

（4）重点有针对性：需求是学习的动力。因此，护士应依据受众的不同，进行健康评估，确定健康需求的重点，制订有针对性的健康教育内容，以调动教育对象学习的主动性和积极性。健康教育要针对个体化的健康需求，确定健康教育的重点内容。

（5）方法多样性：健康教育的方式方法应注意接收对象的民众性和大众化，尽可能地把临床医学、预防医学、护理学等知识和技能"去专业化""祛魅化"，使之通俗化、生活化和大众化，采用人民群众喜闻乐见的形式，以利于人们的理解、把握和实施。

（二）健康教育的护理伦理规范

1. 坚持人人参与，自觉履行健康责任　人的健康受多种因素的影响：个人的行为与生活方式、环境因素、生物因素和卫生服务等。就生活方式和行为方式而言，吸烟、酗酒等物质滥用、不安全性行为、缺乏运动以及不健康的饮食习惯、影响健康的特殊偏好等构成了最重要的健康危险因素。自己的健康，自己负责；人人健康，人人负责。健康既是个人私事，也是公共事务；个人的健康与家庭、社会息息相关。因此，在社区健康教育中，护士必须树立"大卫生观"，坚决贯彻预防为主的方针，把增进人类健康作为自己的道德责任和目标。要认识到健康是每个人的基本权利、平等权利、普遍权利，要以所有人的健康为己任，自觉履行健康教育的道德责任。通过自己的工作，争取多方面的支持和协作，调动所有的人都来关心健康、维护健康，提高人群的健康水平。

2. 坚持科学态度，不断完善知识结构　健康教育的核心是传授人们健康知识。健康知识是健康意识与健康行为和生活方式形成的基础，是远离致病因素的保护屏障。作为健康教育者，护士应坚持科学的态度和不断进取的精神，继续医学教育，学习临床医学知识、预防医学知识、护理学知识和医学人文及社会科学知识，使自己的知识结构由"平面化"走向完善"立体化"。这样才能把预防疾病和健康护理的知识用通俗易懂的语言和丰富多彩的形式，传授给社区居民。在健康教育中，护士不能杜撰或道听途说一些不具备科学性的信息向民众宣传；杜绝为了追求经济利益而夸大或虚构某些药物、疗法、仪器及设备的实际效果；更不能借健康教育之名行推销产品之实，这样既违背了护理道德规范，又使健康教育走上歧路。

3. 坚持以人为本，尊重所有服务对象　健康是每个公民的权利。1977年世界卫生组织提出"2000年人人享有卫生保健"的全球卫生战略，从国际社会和政府层面都对健康权利给予了肯定和保护。1986年我国政府明确了对这一目标的承诺。

护士要树立以人为本的理念，尊重所有服务对象的个性与权利。人们现有的生活习惯和行为方式，是由其生活环境、生活观念、生活质量、社会地位、受教育程度以及传统习俗等多种因素综合决定的。在指导人们建立正确的卫生观念，养成良好的卫生习惯时，要顾及传统、社会、心理、宗教和文化等多种因素的影响，尊重服务对象的权利与选择；避免简单、粗暴地进行强制性干预。改变人们不良生活的行为方式，不可能取得立竿见影的效果，要通过长期的耐心、细致、反复的教育活动才能取得成效。

4. 坚持以基层和农村为重点，普及健康知识　健康教育的重点领域是城市社区、基层和农村。与城市相比，农村的医疗条件和卫生水平还有一定的差距，人们更加需要卫生常识，改变卫生环境。护士作为健康教育者，宣传和普及卫生常识，促使人们自觉地改掉一些不卫生、不文明的生活习俗，逐渐养成文明卫生的生活方式和行为，责任重大，意义深远。护士要下基层、到农村、走进千家万户，普及卫生保健知识，让民众自我保护健康。履行这一职责需要脚踏实地的工作作风和无私奉献的精神。

第二节 家庭病床和康复护理伦理

案例 6-2

　　患者，男，48岁。早晨起床后畏寒、发热，由家人请社区卫生服务中心的医生到家里诊疗。医生诊断为"上呼吸道感染"，处方药物有青霉素钠、三磷酸腺苷钠、肌苷、维生素C、维生素B$_6$、地塞米松及5%葡萄糖注射液。家属到社区卫生中心取药后，值班护士到家里为患者输液。在青霉素过敏性试验结果呈阴性后，护士首先输入三磷酸腺苷钠等药物，把青霉素药物配液后，挂在第一瓶药液旁边，然后，离开患者家回到社区卫生服务中心。在第一瓶药液输液完毕后，患者家属把输液器换到第二瓶液体上。继续输液300ml，患者出现憋闷、呕吐症状，并面色青紫，呼唤不应。家属迅速把患者送到社区卫生服务中心，值班医生检查后，确认患者死亡。

　　尸体解剖证明，患者的死因为输液过程中发生空气栓塞。

　　问题与思考：

　　1. 家庭输液治疗中，护士应注意哪些事项？

　　2. 在家庭病床管理和护理过程中，护士应遵守哪些伦理规范？

一、家庭病床的护理及其伦理要求

（一）家庭病床概述

　　1. 家庭病床的概念　　家庭病床（family bed）是医疗机构对适宜在家庭环境下进行检查、治疗和护理的患者在其家里建立的病床，是我国家庭护理的主要服务形式。家庭病床贯彻了医学模式的转变和三级预防思想，立足于社区和家庭，综合了医学、护理学、社会学和行为科学的成果。它既是医院医疗服务的延伸，也是医疗保健的有效形式和社区卫生服务的重要组成部分。随着疾病谱的变化和人口老龄化社会的到来，家庭病床的需求越来越受到重视。《中国护理事业发展规划纲要（2011—2015)》指出医疗机构要增强长期护理能力，将护理服务延伸到家庭，最大限度地满足社会对护理的需求。

　　家庭病床拓宽现代护理的实践活动领域，促进了护理学与社会医学的结合，使护理学向多学科发展，使护理学科的发展与社会的文明进步融为一体，为我国人民的卫生保健做出了积极的贡献。

　　2. 家庭病床护理工作的特点

　　（1）护理内容全面：家庭病床的护理工作与医院病房的护理工作不同，医院病房工作分科细、专业性强、危重患者多、病种比较单一、分工明确、操作技术性强；而家庭病床则面临各种各样的综合性问题，患者病种复杂，对患者的护理不分科，轻重患者都有，上门的护士要做全面的护理工作，护理工作的内容多，任务繁重。这就要求护士"一专多能"，全科护理。护士除了执行医嘱进行治疗护理外，还要了解患者及其和家属的心理困扰和精神状态，做好心理护理；同时做好防病、康复、保健等方面的健康教育工作，帮助患者进行必要的康复训练，指导患者家属学会护理操作，帮助家庭合理安排生活。可见，家庭病床护士融预防、保健、医疗和康复四位一体，立足于家庭和社区，综合医学、护理学、社会学、伦理学和行为科学的研究成果，为行动不便、就医困难的患者提供医疗卫生保健服务。

（2）护患关系密切：护士进入患者家庭，送医药上门，与患者及家庭成员密切接触，有利于了解患者的病情、家庭环境和社会环境，为心理护理和整体护理开展创造了条件，也有利于相互信任的护患关系的建立与共同参与型的护患关系模式的发展。在相互理解与信任的护患关系中，患者的依从性更好，护理效果更高。家庭病床更好地体现了全心全意为人民身心健康服务的根本宗旨，也使护患关系密切、融洽、和谐。

（3）道德要求更高：疾病、失能和伤残给患者及家庭带来严重的经济负担、精神压力和社会性伤害，可能引发各种心理问题，导致部分患者对护士态度生硬、缺乏礼貌和不认真配合等，给护理工作增加困难。因此，对家庭病床护士的道德水平要求更高，家庭病床护士不仅要有娴熟的操作技能和深厚的专业理论知识，还要有良好的应变能力和在紧急情况下独立解决问题的能力，更要有强烈的同情感、事业感、责任感和理智感。

3. 家庭病床护士的职责　家庭病床护士应履行以下主要职责：

（1）认真执行医嘱，准时到患者家中进行各种治疗和护理：如静脉输液、注射、导尿、灌肠等，严格执行操作常规，及时填写护理记录，向患者和家属交代治疗护理的注意事项以及出现问题的处理方法，防止事故的发生。

（2）细心观察患者的病情变化，发现问题及时联系报告主管医生。

（3）患者病情发生突变时，协助患者转院治疗。遇有紧急情况，护士应及时对症处理并做好记录，并及时向主管医生报告。

（4）加强与患者和家属的沟通交流，做好心理护理工作：在与患者和家属的接触中做好防病知识和护理知识的宣传教育，指导家属配合做好日常生活护理和简易的专科护理。

（5）发现传染病患者及时登记，作好疫情报告，指导家属并参与消毒隔离工作。

（二）家庭病床的护理伦理规范

家庭病床主要收治的对象是老年患者、慢性病患者、晚期肿瘤患者、康复期患者、经住院治疗或急诊留观病情稳定但仍需继续治疗的患者、需要住院治疗但因种种困难不能住院而又符合家庭病床收治条件的患者等。家庭病床护士应履行以下伦理规范：

1. 尊重患者，一视同仁　家庭病床要求护士进入家庭、面向社会。患者的病性、病情、病程等不同，其家庭在社会地位、经济条件、居住条件、风俗习惯、宗教信仰和文化背景等方面更是千差万别，护士应尊重患者，一视同仁，热情周到的服务，要努力做到"护患平等、患患平等、家家平等"；切不可厚此薄彼，不公正地对待患者。护士要尊重患者及其家庭的价值观、风俗习惯和宗教信仰等文化差异，热情地对待每一位患者，体谅患者的疾苦与生活不便，为每位患者提供周到、细致、耐心的优质护理服务，保障他（她）们平等的基本医疗保健权的实现。

2. 勤奋进取，精益求精　家庭病床护理内容广泛，既要做好基础护理，又要做好心理护理；家庭病床的护士应是知识结构立体化、护理技能全面的全科护士。除了医学护理专业知识外，还要具备护理伦理学、心理学、社会学、卫生保健经济学等多学科知识。护士以患者的健康需求为核心，刻苦学习，勤奋进取，精益求精，在家庭病床的护理实践中不断积累经验，吸取教训，提高自己的专业服务水平。

3. 遵守诺言，按时服务　家庭病床地处分散，远近不一。护士在上门服务的过程中，受天气、路途等因素的影响，要做到按时服务，需要护士做好时间安排，信守诺言，遵守时间约定，风雨无阻，严格执行护理计划。绝不能因天气、交通等理由延误、遗漏治疗和护理。尤其是在护士独自执行护理任务时，更要为患者利益着想，不畏艰苦，慎独自律，诚实守信。

4. 注意保密，言行谨慎　在家庭病床服务中，护士经常会了解患者家庭的具体情况，涉及隐私和秘密，护士要注意保护患者及其家庭的隐私和秘密，尊重患者的人格尊严与权利。不能任意宣扬、说长道短、议论患者家庭是非；更不能进行价值判断；不能因言语不慎造成他人的家庭矛盾或护患纠纷。对患者和家属提出的医学问题，要耐心细致地解释和说明，不能碍于面子而不懂装懂。同时要谨言慎行，运用保护性医疗措施，增强患者战胜疾病的信心和勇气。

5. 明确目标，团结协作　家庭病床病科繁杂，涉及多种疾病，需要多科室的医护人员共同协作。在护理过程中，护士不仅要与各专业医务人员密切协作、相互支持，还要调动患者及其家属的各种积极因素，形成目标一致、规范有序的医疗护理程序。为患者护理服务时，必须遵守交接班的规程。对表达能力欠佳的患者及空巢老年患者，护士应该设立医护患信息网，如电话询问、留言簿等，及时传递信息，协调关系，以便提高医护质量，促进患者早日康复。

6. 规范服务，慎独自律　家庭病床护士往往是单独出诊，独立处理问题。在没有同行监督的情况下，从准备到操作，从执行护理措施到效果评价都靠自己把握。患者及家属缺乏护理学的相关知识而无力监督，家庭病床护士如果简化操作规程，违背社区卫生管理的规章制度，是有可能不被发现的。这种情况下，家庭病床的护士应自我约束，自我评价，自觉遵守各项规章制度和操作规程，认真履行护士的职责和义务，不弄虚作假，不以护理的专业知识和身份地位谋取不合理的利益，通过自律的磨砺，达到慎独的修养境界。

二、康复护理及其伦理规范

（一）康复护理概述

1. 康复护理的概念　康复是指综合协调地应用医学、社会、教育、职业等措施，对残疾者进行训练和再训练，减轻致残因素造成的后果，以尽量提高其活动功能，改善生活自理能力，重新参加社会活动。

康复医学是医学的重要分支。康复医学是一门对伤残者在身体和精神两个方面进行康复的学科。

康复护理（rehabilitation nursing）是在康复医学理论指导下，在大量的护理实践基础上逐步发展起来的。康复护理综合应用一般护理及各科专门的护理技术，对残疾者、老年病患者、慢性病导致身体功能障碍者等进行康复指导和训练，削弱致残因素的作用，预防残疾的发展及继发性伤残，提高身体活动能力，力争达到患者基本生活能自理、重新参加社会活动的目的。

2. 康复护理的特点

（1）康复目标整体性：康复护理是以整体护理和自我护理理论为指导思想，帮助患者从被动接受护理转化为自我护理的动态康复过程。重视整体健康是康复护理的突出特点。护士应从整体人的角度看待患者，既要帮助患者实现躯体康复，又要做好心理疏导和社会适应的康复，为护理对象日后回归家庭和社会做好准备。康复护理的目标是患者的身体功能恢复，心理健康，并适应变化后的社会生活。

（2）护理过程连续性：伤残者的康复是一个漫长的过程。生理功能和心理功能的康复，是一个身心变化复杂、长期演化的过程，不是住院诊疗就能解决的。患者出院后的继续康复治疗，如门诊治疗、社区治疗、家庭病床的治疗和护理，生活中的康复训练等。患者康复护理贯穿疾病治疗的全过程。康复护理是为患者提供全面的动态康复服务。康复不仅是医疗保健的第三阶段，从发病或受伤时就开始康复治疗和护理，尽早预防并发症、后遗症，就能在极大程度上提高治疗和康复的远期效果。康复护理的护士需要根据患者的疾病发展特点和康复需求，制订连续的康复护理方案，由协助 - 指导模式转为教育 - 支持模式，帮助患者掌握自我护理的方法和技巧，恢复健康，重拾尊严和信心，重返社会。患者无论是住院康复，还是门诊治疗、社区治疗、家庭病床治疗等，都离不开护士的康复护理。康复护理已经成为纵向的、连续的护理过程。

（3）工作模式协作性：康复护理是康复医学的重要组成部分，康复医学强调全方位的康复，即医疗康复、教育康复、职业康复和社会康复等方面促使患者全面康复。医疗康复是基础性康复，它是为达到康复而采取的功能诊断、治疗、训练和预防技术；教育康复主要针对幼儿或青少年患有听力、语言、视力、智力等方面的缺陷或障碍而进行的特殊教育；职业康复是为伤残者从事某一职业而提供一些帮助；社会康复是全面康复的最高要求，它是为消除伤残者的环境障碍而采取的措施。在全方位的康复治疗中，康复护理的护士首先要与康复医生密切合作，使康复医学知识与康复护理技能完美结合，更好地应用到每一个患者的身上。护士应从护理的角度为服务对象提供康复服务，与其他康复人员团结协作，帮助患者掌握自我护理的知识和技能，而且要在患者功能康复过程中给予指导和监督，为其营造良好的康复氛围。患者的康复是医生、护士、患者及其家人以及社会支持力量协作完成的。

（4）工作内容的综合性：康复护理是以开放性整体护理思想为理论框架，从生理、心理、社会等方面为患者提供动态的、连续的科学康复训练知识和指导。康复护理的对象主要是肢体功能障碍者，功能护理是核心。在护理过程中，护士应特别注意畸形及并发症的发生，注意患者体位的变换，肢体功能的维护，运用物理疗法、体育疗法及其他各种疗法加强肢体功能的锻炼，从而达到功能康复。在实施生活护理的同时，应适时进行心理护理。患者由于肢体功能障碍，或彻底失去了肢体的某些功能，生活上具有相当程度的依赖性，患者往往有自卑、抑郁等心理问题，有的人甚至有轻生的想法，加上康复时间长，效果慢等，患者会有孤单、急躁、失望等负面情感，护士应及时进行心理护理，打开患者心结。随康复护理进程发展，康复的效果日益显现，患者的自理能力不断提高。此时，护士应耐心指导和帮助，科学安排，循序渐进，帮助患者实行自我护理和康复锻炼，为患者完全康复和走向社会奠定基础。

康复医学中，康复护士是十分重要的角色，护理质量的好坏直接影响患者的康复进展，直接决定患者能否达到预期的康复目标。为此，康复护士在工作中不仅要有精湛的护理操作技能，还应遵守相关的康复护理的伦理规范。

（二）康复护理的伦理规范

1. 同情患者，尊重患者　康复患者因疾病、创伤和意外事故等导致了伤残，正常的生活历程被打断，使他们不能享受健康人的生活、工作与休闲乐趣，身体疼痛，精神痛苦，心理脆弱，往往有焦虑、急躁、抑郁、自卑、恐惧、烦躁等负性情绪，惶恐不安，敏感易怒。有的患者失去了生活的信心和勇气，有的患者有种种不正常的行为表现，不能正确处理人际关系。康复护士应体谅患者的处境，同情患者的遭遇，理解患者的难处，尊重患者的权利。在康复护理工作中，护士要尊重每个患者的意愿和权益，为其提供有效的躯体康复的训练方案，并从心理和社会的功能康复等方面提供康复指导，以实现全面康复。切不可怠慢、冷落、鄙视、嘲笑甚至歧视患者，更不能挖苦、刺激患者。

2. 系统指导，因人施护　康复护理是在有效评估患者生理、心理、社会等方面信息的基础上，进行科学分析和判断，制订个性化的、系统的康复计划并组织实施，随时调整，优化方案，注重护理效果的客观评价。护士需要尊重科学，主动工作，全面分析，系统指导，以提高患者自我效能为目标，指导和帮助患者掌握康复训练方法和自护技术，预防疾病的复发，提高其生存质量。康复患者因性别、年龄、职业、性格、疾病等因素导致需求各异，护士应在日常的生活护理外，因人而异，有针对性地制订个性化的方案，解决患者的心理困扰和基本需求方面的实际问题。

3. 积极乐观，勤奋好学　康复护理需要护士具有完备的康复医学知识和护理技能，并要掌握心理学、社会学等相关学科的知识，以实现患者全面康复的目的。护士应保持积极乐观的生活态度，注重个人观念的更新，刻苦钻研业务，不断进取，精益求精，熟练掌握与康复相关的知识和技能，提高综合素质，在帮助患者康复的同时，身体力行地感染患者，帮助其重建信心和希望。

4. 团结协作，双方共赢　护士在为患者进行康复服务的同时，需要患者、家属以及社会的支持和协作。康复护理不同于以往护理的观念，它更加关注人的成长与发展，注重人的心理变化，护士在指导护理对象掌握必备的医疗卫生知识和自我照护方法的同时，要注意激发他们对自己健康负责的意识，增强其顺应性与合作性，减少依赖性，创造多方协作共赢的新关系。

5. 持之以恒，耐心尽责　康复患者病程长、恢复缓慢，护士必须有耐心、恒心和毅力，坚持长期的护理和康复指导，不可松懈和掉以轻心，要做到耐心尽责，持之以恒。护士在进行康复训练过程中，要耐心指导，做好示范，循序渐进，坚定信心，急躁或信心不足都会影响患者的信心和情绪。在心理疏导的过程中，要注意心理护理的治疗作用，以患者最关心的问题为切入点，把握心理治疗的科学性，而不只是简单地聊聊天、说说话而已。

知识链接

自我护理

自我护理（self-care）是护理学的新理论，也是护理道德深化与完善的重要内容。自我护理又称自理或自顾，最早由美国人奥瑞姆（D. E. Orem）提出，定义为"人类个体为了自身生存、健康及安适所进行的护理活动。"奥瑞姆认为护理的目的就是帮助患者进行自我护理，从而增进健康，促进疾病痊愈，或者安然逝去。自理是个人为维护生命、健康和完好而需要自己进行的活动。正常成人能主动护理自己，婴儿、儿童、老年人和残疾人需要补偿护理。

自我护理的提出和实践，使护士不仅要帮助患者减轻病痛、恢复健康，帮助健康人增强体质，预防疾病，还要为患者补偿自理能力的不足，提高人们的自理能力。因此，护士要将自我护理的技能想方设法地传授给患者及家属，掌握最佳时机，帮助患者从替代护理转向自我护理。同时，应谨防差错和事故的发生，注重每一个环节和细节，耐心指导并维护患者的尊严。

21世纪，个体、家庭和社会在决定满足其健康需求方面将扮演重要角色，通过自我护理，恢复患者的自我照顾能力，满足自尊的需要，正在成为一个发展趋势。

小结

美国的一项关于成本 - 效益的研究表明，每1美元疫苗的使用可节省2～27美元卫生经费，预防接种是最具成本效益的投资之一，在最大程度上发挥了医学的社会效益。预防接种的护士除遵守预防接种的技术操作规程外，还要有预防医学的观念，恪守预防接种的道德规范，发挥主动性和创造性，爱岗敬业，任劳任怨，全心全意为人们的身心健康服务。预防医学与健康教育密切相关。护理健康教育是社区护理中最基础、最重要的组成部分，护理健康教育不仅是宣传健康知识，还是一种护理和治疗手段，是护理与教育的结合。在健康教育过程中，作为医学教育者的护士，不仅要言传身教，尊重群众的人格、尊严和权利，以人为本，要用适当的方法，向民众宣传医学、护理学和预防医学的知识，更要进行卓有成效的健康干预，帮助居民树立健康意识，拥有健康知识，养成良好的健康行为和生活方式。

家庭病床是以家庭作为护理场所，选择适宜在家庭环境下进行医疗或康复的病种，让患者在熟悉的环境中接受医疗和护理，既有利于促进患者的康复，又可减轻家庭经济和人力负担。家庭病床的建立使医务人员走出医院大门，最大限度地满足社会医疗护理要求，服务的内容也日益扩大，包括疾病普查、健康教育与咨询、预防和控制疾病发生发展；从治疗扩大到预防，从医院内扩大到医院外，形成了一个综合的医疗护理体系；家庭病床是顺应社会发展而出现的一种新的医疗护理形式。这种新型的护理模式对护士的道德素质和人际沟通与交流的能力要求更高。处于恢复期或需康复的患者是家庭病床的主要适宜对象。康复护理是伴随着康复医学而发展起来的一门学科和护理实践。康复护士的基本职能包括保存生命、减轻病痛和促进康复三个方面。近年来，我国从事康复护理的广大护理人员正履行着自己的职责，用高度的同情心和责任心服务于患者。

预防接种、健康教育、家庭病床和康复护理等都是社区护理的重要组成部分。在社区护理中，护士是医疗者、管理者、教育者、健康照顾者、患者权利的保护者、康复计划的制订者、咨询者、协调者、改革与创业者等多种角色的集合。相应地，每一个身份都有扮演好这一角色的道德要求和伦理规范。在社区护理中，护士发挥着"天使的心，教师的口，织女的手"的作用，是我国社区卫生事业发展的中坚力量。

自 测 题

一、名词解释

1. 预防接种　　2. 健康教育　　3. 家庭病床　　4. 康复护理

二、选择题

A₁型题

1. 在家庭病床的护理中，护士应对患者的某些疾病保守秘密，除外
   - A．心脏病
   - B．精神障碍
   - C．恶性肿瘤
   - D．艾滋病
   - E．家族遗传病

2. 在康复护理工作的道德要求中，对待老年患者时，下列不正确的是
   - A．不能奚落或讽刺患者
   - B．对患者不正确的意见也要采纳
   - C．尊重患者的要求
   - D．对待患者细致耐心
   - E．不厌烦患者的迟钝和健忘

A₃型题

1. 家庭病床的护士王某，到社会地位高、经济条件好、居住环境好的家庭出诊，服务态度热情、周到，护理操作规范，严谨；但是，到普通的家庭出诊，则是"马马虎虎"履行了职责而已。从深层次上说，王护士是
   - A．服务态度差
   - B．工作技能差
   - C．尊重意识差
   - D．公正意识差
   - E．廉洁意识差

2. 护士在预防接种过程中，没有进行认真仔细的核对，导致应该口服脊髓灰质炎疫苗的孩子，被注射了"麻风腮"疫苗。事后，该护士应该怎么做才符合伦理要求
   - A．强调是家长首先错误地领孩子进来的
   - B．强调疫苗接种的地点太嘈杂，是噪声影响了自己的判断
   - C．真诚道歉，承认自己的部分责任
   - D．强调疫苗接种与疾病治疗的不同，错误接种没有太大的危害
   - E．积极沟通，嘱咐患儿家长密切观察疫苗反映，真诚道歉，并承认自己的责任

三、简答题

1. 简述预防接种工作对护士的伦理要求。
2. 简述健康教育过程中护士应遵循的伦理规范。
3. 简述家庭病床对护士的伦理要求。
4. 简述康复护理过程中护士应该遵守的伦理规范。

四、案例题

患者林某，女，36岁，因头晕、咳嗽、咽痛2天，入镇医院门诊部就诊。诊断为上呼吸道感染，处方：口服感冒冲剂，喉风散，肌内注射青霉素治疗。林某考虑到家里有青霉素，就未取药。当日下午，带青霉素针剂找到熟人护士刘某，一起到门诊部要求不做皮试就注射，遭到当班医生的拒绝。半小时后，林某再次找到刘护士，说自己怕疼，以前也从没有做过皮试，要她帮忙注射。刘护士碍于情面，直接为林某注射，林某当即出现心慌、胸闷、四肢发冷等过敏反应，继而心搏、呼吸骤停。刘护士立即停止注射，报告医师，采取肌内注射肾上腺素、洛贝林等抢救措施。科主任和其他医师闻讯赶到，立即行人工呼吸和胸外按压，经全力抢救无效，于当晚22时死亡。

试对护士的行为进行伦理分析。

（李德玲　田丽影）

第七章

临终护理伦理

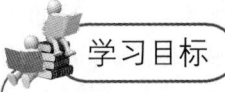 学习目标

识记:

1. 说出临终的概念及临终患者的心理特点。
2. 阐述临终关怀含义及特点。

理解:

1. 解释临终护理伦理意义。
2. 说明尸体料理伦理意义。

运用:

应用临终护理伦理规范分析并解决临床护理工作的伦理问题。

第一节 临终关怀护理伦理

案例 7-1

松堂关怀医院是我国第一家临终关怀医院。在这里,对于大多数患者来说,出院不代表康复,而意味着生命即将或已经走向终结。他们都是带着笑容走完生命的最后历程。

在松堂关怀医院,没有人们想象的那样:生命将尽时的沉重与肃穆。医院每一个病房门上,都挂着写有许多大学名称的"爱心小屋"标牌。每张病床的床头都写着老人的名字,旁边用纸剪成的红心上,分别写着"他可以聊天""他可以活动""他不能交流,请握着他的手""他病情危重,请勿打扰"等,大学生志愿者或其他人来到病房看望老人,根据这些提示语开展慰问帮助活动。每年来自国内外200余所大、中专院校和社会团体的7万余人次志愿者,在这里播种爱心,经常为老人唱歌、表演节目、过生日,让欢乐陪伴每一位老人。

"对待我们的住院老人,要像对待自家长辈一样尊敬他们,在生活上要像对待自家孩子一样照料他们。"医院营养科杨主任告诉记者,这是医院的

案例 7-1

"院训"。杨主任说："为了让老人们吃好、喝好，我们想尽了一切办法，每天都去征求老人的意见，问他们想吃什么。"

医院的员工们细数着医院的众多人文特色：医院的收费是最低的，给患者治疗时不使用不必要的昂贵药品，也不多做不必要的检查；每位老人从入院的第一天便配备了心理医生；每间病房都是一个家庭，医院安排的工作人员24小时陪伴、照护老人，一直到他们生命的终结……

据护士介绍，这家医院的老人在临终时如果家属不在身边，医护人员都会紧紧地握着他们的手，给予他们最后的温暖和安宁。17年来，1.6万余人生旅途已趋终点的老人，带着病痛在松堂关怀医院获得温馨的慰藉后，微笑地走完了一生。

问题与思考：

临终关怀对医务人员的特殊道德要求是什么？

一、临终的概念和临终患者的心理特点

（一）临终的概念

临终又称濒死，指由于自然老化、疾病或意外事故导致人体主要器官的功能趋于衰竭，各种生命迹象显示生命活动趋于终结的状态。我国通常将预计仅能存活 2 ~ 3 个月的患者称为临终患者。

（二）临终患者的心理特点

临终意味着面临死亡。在这人生的最后日子里，患者不仅生理上发生了很大变化，还在心理和行为上反应复杂，有时甚至会使人难以理解。因此，了解临终患者的心理变化、行为和需求，将有助于我们提高对临终患者的护理水平。

美国医学博士库布勒·罗斯（Kobler Ross）将临终患者的心理变化过程分为五个阶段，即否认期、愤怒期、协议期、抑郁期和接受期。这五个阶段的划分比较准确地说明了临终患者的心理表现。

1. 否认期 患者不承认自己患有"绝症"或病情在恶化，认为可能是医生的诊断错误，表现为心神不定，同时会把自己与周围环境隔离开来，使自己孤立，企图逃避现实。

2. 愤怒期 患者已知病情或预后不佳，但气愤命运为何这样捉弄自己，为将失去健康、生命而感到愤怒。"为什么我要死而不是别人？"，情绪几乎难以控制，甚至将怒气转移到医务人员和亲友身上。

3. 协议期 愤怒心理消失后，患者开始接受残酷现实并认识到其严重后果，反应趋于平静、随和，同时期待医护人员能妙手回春或延长生命，以便能完成未了的心愿和活动。患者经常忐忑不安，时而安静，时而烦躁。

4. 抑郁期 当患者发现身体状况日益恶化，无法抗拒死亡来临，患者深感将失去一切而陷入消沉、抑郁、焦虑、伤感之中，绝望地等待着死亡的临近。

5. 接受期 这是临终患者最后的心理反应，患者正视死亡的现实，对自己的后事进行安排，然后平静、安宁地等待死亡最终来临。

二、临终关怀的含义和历史发展

（一）临终关怀的含义及特点

1. 临终关怀的含义　临终关怀（hospice）原意为"招待所""济贫院"，是源于中世纪时期人们为朝圣者和旅游者提供的休息场所，后引申为专门收容不治之症患者的场所。因此，也可以将 hospice 译成"安息所"。当那些病重而濒死的患者住在其中时，会得到教士和修女的治疗和照顾，死后也会得到妥善的处理。

现代意义上的临终关怀是一种"特殊医疗服务"，是对临终患者及其家属所提供的一种全面照护，包括医疗、护理、心理、伦理和社会等各个方面。世界卫生组织对临终关怀所下的定义为：对治愈性治疗已无反应及无利益的末期患者的整体积极的照顾。临终关怀的目的不在于延长临终患者生存时间，而是以提高患者临终生命质量为宗旨，对临终患者采取生活照顾、心理疏导、姑息治疗，从而使临终患者的生命得到尊重，症状得到控制，痛苦得到缓解，生命质量得到提高，家属的身心健康得到维护和增强，使患者在临终时能够无痛苦、安详、有尊严地走完人生的最后旅程。

临终关怀是一门以临终患者的生理、心理发展和为临终患者及其家属提供全面照护的实践规律为研究对象的新兴学科。它包括临终医学、临终护理学、临终心理学、临终关怀伦理学、临终关怀社会学、临终关怀管理学等分支学科。

2. 临终关怀的特点　临终关怀的本质是对无望救治患者的临终照护，解除患者对疼痛及死亡的恐惧和不安，使患者能安详、宁静、无痛苦、舒适且有尊严地离开人世。因此，临终关怀医疗服务与一般医疗服务相比具有如下特点：

（1）淡化治疗，强调照护：当一个患者处于临终状态，一般观念下的"治疗"已经无意义。在临终关怀这门学科中，应该充分意识到对临终患者进行治疗的无意义性。所以，对临终患者而言，不以治愈疾病为目的，而是以支持疗法、减轻症状和全面照护为主，最大限度地减轻临终患者心理和躯体的痛苦，使他们在有生的日子里过得更舒服和更有意义。

（2）临终关怀注重生命质量：临终也是生活，是一种特殊类型的生活。提高其生活质量是对临终患者最有效的服务。临终关怀不以延长患者的生存时间为目的，而以提高患者临终阶段的生命质量为宗旨。尽可能地了解及满足患者的各种需要，控制疼痛，尽可能使患者处于舒适状态，提供给临终患者一个舒适、有意义、有尊严的生活，让他们在剩余的日子中能有清醒的头脑，在可控的病痛中与家人共度温暖、接受关怀、享受余晖。

（3）临终关怀注重患者的尊严与价值：尽管死亡是生命活动发展的必然结果，但是临终关怀却强调在临终阶段，患者的个人尊严不应该因为生命活力的降低而被忽视，个人权利也不可因身体衰竭而被剥夺。现代临终关怀创始者西塞莉·桑德斯（Cicely Sauders）博士曾讲过："你是重要的，因为你是你，直至你活到最后一刻，仍是那样重要。我们会尽一切努力帮助你安详逝去，但也尽一切努力令你活到最后一刻。"这段话表明了临终患者个人尊严和生命价值应该得到尊重与维护。

（4）临终关怀是一种整体的、全方位的关怀：临终关怀不但服务于临终患者，为患者提供家庭式的爱抚与关怀，还对其家属予以慰藉和关怀及居丧照护，使他们及时从悲哀和痛苦中解脱出来。

（二）临终关怀的历史发展

在西方，临终关怀可追溯到中世纪的西欧修道院，他们为朝圣者、穷人、患者和临终者提供关怀和照护，成为近代救济院的开始。现代的临终关怀则始于英国的西塞莉·桑德斯博士的倡导，她于1967年在英国伦敦东南的希登汉创办了世界上第一家临终关怀机构——圣·克里斯托弗临终关怀医院，使生命垂危患者能够在精神上、心理上得到充分的护理和安慰，帮助患者能以最大限度的安静情绪和心情去迎接生命的最后一刻。随后，临终关怀作为一种向患者及家属提供全面照顾的社会保健服务，在世界范围内有了迅速的发展。时至今日，已有美国、加拿大、法国、澳大利亚、日本、中国等60多个国家相继开展了临终关怀服务。

我国临终关怀事业虽然出现较晚，但发展较快。随着1988年国内第一所临终关怀专门研究机构——"天津医学院临终关怀研究中心"成立和第一家临终关怀医院——"上海南汇护理医院"的建成，真正意义上的临终关怀在我国开始起步，并逐渐引起社会各界的关注。北京、深圳、西安、宁波等城市也相继建立了多家临终关怀服务机构，迄今为止，全国已有近百家临终关怀服务机构进行了大量的实践和研究工作，推动了我国临终关怀事业的发展。

知识链接

姑息照护和安宁护理

随着临终关怀的发展，姑息照护和安宁护理也在其基础上产生和发展起来。1975年，加拿大医生Balfour提出了一种全新的临终关怀服务方式，并将它整合进入加拿大的卫生保健系统。这种新的方式就是姑息照护。姑息照护是一种支持性照护方法，即通过早期识别、积极评估、控制疼痛和治疗其他痛苦症状，来预防和缓解身心痛苦，从而改变面临威胁生命疾病的患者及其亲人的生活质量。

安宁护理则是以力求患者主观改善为原则，在现代医疗技术无法为病患提供更有利的服务之际，用尊重生命的哲学态度，陪伴患者走向人生终点，辅导患者家属重新面对未来的生活。我国目前的安宁护理主要是针对癌症末期患者的照顾，并发展成为更细致的"四全照顾"特色，即：全人照顾——身、心、灵之完整护理；全家照顾——即心存患者，亦关怀家属；全程照顾——即陪伴患者行至临终，也辅导家属度过低潮；全队照顾——即结合医生、护士、心理师、物理治疗师、宗教人员及义工等，共同照顾患者及家属。

三、临终关怀的伦理意义和伦理规范

（一）临终关怀的伦理意义

临终关怀事业始终体现了人道主义和伦理道德的真谛，其目的就是使临终患者的生命质量得到改善，减轻他们的痛苦，使他们感受到人间的温暖，充分尊重人的生命价值，维护人的尊严，帮助临终者走完生命的最后历程。它的伦理意义具体表现为以下方面：

1. 临终关怀是人类对自身关怀的表达　人有生老病死，这是客观的自然规律。在对待生老病死的各个阶段，过去的人们比较重视"生"而忽视"死"，对于"死"很少给予关注和研究，于是在死亡问题上产生了极大的困惑与恐惧，也使现代人的生活品质难以得到真正的提高。所以，我们不仅需要建构一种合理的人生观，还需要拥有正确的死亡观；这样既能提升生命的质量，获得幸福快乐的人生，同时也能消除对死亡的恐惧，平抑死亡引发的悲痛与创伤，并使人生充满永不枯竭的动力，最终超越死亡。因此，当代死亡理论应运而生，它肯定了死亡的价值，使人们坦然接受死亡，死得安详、舒适、无痛苦、有尊严，这体现了人们对死亡提出的更新、更高的要求。临终关怀的开展一方面可以使人们直面死亡，在心理上不畏惧死，从而享有"生"的欢欣和"死"的尊严；另一方面也使人们可以正常地思考有关死亡的各类问题，为面对他人，尤其是自我生命的终点做好心理准备，从而既幸福地"生"，也坦然地"死"。这充分体现了人类对自身生命质量无止境的追求，表达了人类对自身的关怀。

2. 临终关怀是医学人道主义的具体体现　医学人道主义是指在医学领域内，特别是在医务人员与患者的关系中，医务人员爱护和关心患者的健康，尊重患者的人格和权利，维护患者的利益和幸福的一种伦理观念。医学人道主义精神在生命问题上的体现，不仅在于解除人们肉体上的病痛，还应充分体现在注重人们精神上的慰藉以及临终关怀阶段。当一个患者处于生存无望的人生终末阶段时，除了缓解肉体的痛苦外，最需要的就是人间的温暖、社会的尊重、精神的照护以及亲情的关怀。临终关怀恰好能满足这样的需求，它并不是以延长患者痛苦的生命为目标，而主要是满足临终患者和家属在生理、心理和社会等方面的需要，使患者在一个舒适的环境中有尊严、无遗憾地离开人间，使亲属心灵上得到慰藉。它突出体现了尊重患者的生命，尊重患者的生命价值，尊重患者的人格和权利，这恰恰是医学人道主义的具体体现。

3. 临终关怀是社会文明的进步，顺应了时代发展要求　临终关怀所倡导的对社会弱势群体予以关爱的思想，正在吸引着社会上越来越多的个人和团体关心并参与这项事业，使他们付出自己的财富、时间以及感情，给临终患者及其家属以全面的关怀。同时也使临终患者的家庭、亲朋好友给予临终患者更多的照顾和爱心，从而让越来越多的临终患者享受到临终关怀的温暖。临终关怀是现代社会最具人性化的一种医学发展，它不仅顺应了医学模式转变的趋势，还适应了人口老龄化的社会现实。随着全世界社会老龄化的到来，尊敬老人，善待临终患者，将成为各个国家社会生活中一个重要的主题，临终关怀的作用和价值将越来越重要，它是符合社会发展需要的公益性事业，也是社会文明和进步的体现。

4. 临终关怀可以节约卫生资源，符合社会公益　医学高新技术的发展使医务人员在维持临终患者的濒死状态、延缓死亡的到来成为可能。但是这种延长生命的结果一方面增加了临终患者的痛苦，另一方面也加重了家庭成员的经济和心理负担，并且浪费了大量的卫生资源。临终关怀不是侧重对患者进行毫无意义的抢救，而是提供缓解性、支持性的安宁照护，尽可能地减少患者的痛苦，使其坦然愉快地走向人生终点。所以，发展临终关怀事业将有利于为社会和人类节省人力、物力资源，使资源分配更加合理，促进经济发展和社会主义现代化建设。

（二）临终护理的伦理规范

英国圣乔瑟夫临终关怀机构的院长汉拉蒂（Hanratty）曾说："正如出生的过程，死亡亦需要高度熟练的医护照顾。"当一个患者濒临死亡时，将由以治疗为主转变为全面照护为主，其目的在于缓解患者躯体的疼痛，减轻心理压力，提高其生存质量，维护患者人格和生命的尊严。为此，临终关怀的医护人员要遵守相应的伦理规范。

1. 尊重临终患者的权利　临终患者都希望自己在人生旅途的最后一程仍像常人一样地活着，享有自己的利益和权利要求。他们希望获得他人对自己生活方式的尊重，有权参与治疗和护理方案的制订,对自己的病情有知情权和隐私权,有选择死亡方式的权利等。诸如此类维护自身权利的需求,都是患者自尊的表现,在临终关怀中应尽量予以满足。

2. 临终关怀教育 临终关怀工作需要全社会的理解和支持。首先,应在社会上利用多种渠道进行宣传教育,让人们懂得临终关怀的意义和作用。同时,要让全社会都了解做好临终患者的关怀照护,不仅是患者亲属和医务人员的责任,还是全社会的责任,是中华民族优良道德品质的体现。

临终关怀教育包括两方面内容:一是对患者进行死亡教育,树立科学的死亡观。医务人员要让患者理解,死亡是生命发展的必然归宿,恐惧与逃避死亡均无助于事。唯有正视死亡,坦然处之,才是对待死亡的正确态度。平静、无痛苦、有尊严的死亡才是终末期患者生命质量的期望和追求。二是向社会进行宁养服务的宣传,将临终关怀作为人口老龄化社会问题予以关注,加强医护人员的心理、社会和伦理教育。临终关怀教育是整个医学教育的重要组成部分,随着社会的发展,需要在实践中不断拓展临终关怀事业,使其能真正深入人心,全社会都应加强关心和重视。

3. 了解患者的生理状况及需要,减轻患者的疼痛,做好生活照护 由于临终患者生命垂危,他们最需要的已不再是治愈,而是减轻痛苦和维护尊严。在临终患者的躯体症状中,最难忍受的是疼痛。注意观察患者、及时减轻或控制疼痛是临终照护第一位的要求。控制疼痛要做到及时和有效,应当给患者以足够有效的止痛药而不是限制其使用。在减轻患者疼痛的同时也要做好生活照护。在饮食起居方面,应积极为患者提供良好的服务,满足他们的生理需要,尽量创造条件为患者提供舒适、温馨的环境,病房内摆放一些鲜花、播放一些轻快的音乐,使其陶冶性情,减少焦虑。此外,还要帮助患者调整舒适的体位,补充营养和液体,注意患者的清洁卫生等,做好患者的生活护理。

4. 耐心做好心理治疗和护理,尽量减轻患者对死亡的恐惧和忧虑 临终患者的心理过程非常复杂,其心理和行为反应具有易发怒、易恐惧、易焦虑、易悲伤的特点,心理上的需求往往超过对药物的需求。再加上临终患者的社会地位、文化背景、世界观和人生观不同,使他们的心理、行为反应有很大差异。医护人员应以极大的同情心和责任感,针对临终患者的共同及个体的心理、行为反应进行劝导,有针对性地开展心理治疗和护理,从各个层面给予关怀、安慰和支持,帮助患者树立健康的心态,勇于面对现实,理性地迎接死亡。理解、宽容、善待患者的情感,坦诚地与患者沟通,减轻其心理压力,满足患者的心理需要,这是临终关怀的基础和精髓。

5. 同情和关心临终患者的家属 死亡是死者的不幸,更是生者的不幸。可以说,临终患者家属的精神痛苦不亚于患者的躯体痛苦。由于临终患者可使往日平静的家庭生活被打乱,加上沉重的经济负担和精神上的压力以及在感情上难以接受即将失去亲人的现实等一系列问题,临终患者家属的心理常处于应激状态,心情变得异常沉重和苦恼,甚至烦躁易怒。临终关怀事业的特点就是对临终患者及其家属进行全方位的照护,因此,必须对患者家属做好安慰、劝导工作,使其从焦虑、痛苦、恐惧的压力下解脱出来,同时还要主动协助家属处理死者善后,帮助他们早日从失去亲人的悲痛中解脱出来,回归正常的生活轨道。

第二节　尸体料理的伦理道德

案例 7-2

2004年3月24日，浙江的一对夫妇带患病的女儿到上海某医院进行治疗。28日，其女儿因病情恶化离开了人世。这对夫妇和医院签订了女儿尸体的火化委托书，双方约定由这对夫妇委托医院办理火化其女儿的尸体事宜，在尸体运往火葬场后，夫妇俩不看、也不要骨灰。29日，尸体火化前，这对夫妇去查看女儿尸体时，发现尸体中的部分内脏器官已存在毁损情况。这对夫妇怀疑有人盗窃女儿内脏，就向公安机关报案。

公安机关侦查，原来是医院的一名医生切割了尸体上的部分组织。但据医生讲，他切割尸体上的部分组织，目的是希望找出致病的基因，并没有其他的意图。由于医生并无犯罪企图，公安机关和检察院对这对夫妇的报案没有立案。

法院审理后认为，医生的行为是职务行为，不应当由该医生来承担民事责任。医院未经允许而切割尸体的行为属于伤害死者亲属感情并侵犯了其人格尊严的行为，应当承担相应的民事责任。2005年8月，上海市杨浦区法院依据有关规定，并根据医院实施上述切割尸体行为的主观恶意程度、侵权所造成的后果、侵权的手段等因素，判决作为被告的医院向原告书面赔礼道歉，并赔偿原告精神损害抚慰金6000元。

问题与思考：

在尸体料理过程中，医护人员应遵守哪些伦理规范？

做好患者死后的尸体料理及其善后工作是对患者生前护理的延伸，也是对死者亲属的最好安慰；护士应保持崇高的道德责任感，认真完成好死者的善后处置任务。

一、尸体料理及其伦理意义

尸体料理是对临终患者实施临终关怀的最后步骤。它是以人为对象所做的最后一项护理，其社会意义十分深远。虽然人的生物学属性可以随着呼吸、心搏的停止和大脑功能的丧失而消失，但其社会属性尚在。因此，护理人员应认真做好尸体料理工作，绝不能松懈。尸体料理是有形的，而料理的态度、方法却是无形的，有形与无形护理的有机结合即构成对死者的优质护理，是对死者一生的尊重。

做好尸体料理，不仅是对死者人格的尊重，还有利于安慰死者的亲友。对其家属而言，死者依然是可亲、可敬的亲人，永远活在家人的心中；其同事和朋友也将永远铭记其生前的贡献，怀念与其相处的美好时光。因此，护理人员做好尸体料理，既是对死者家属极大的安慰，也是对社会的尊重，体现了高尚的护理职业道德。

二、尸体料理的伦理规范

尸体料理的目的是使尸体清洁无味、五官端详、肢体舒展、易于鉴别。尸体料理应在医生检查证实确已死亡，并在医生开具死亡诊断书后立即进行。既要防止尸僵，又要避免对其他患者产生影响。护理人员应以严肃认真的态度尽职尽责做好尸体料理，尊重死者和家属的要求及民族习惯。在尸体料理上，应遵守以下伦理规范：

1. 尊重死者，尽心料理尸体　在尸体料理中，护理人员应当一直对死者保持尊重态度，及时、严肃、妥善地料理好尸体，认真地按照尸体料理程序进行规范操作。护理人员不能对尸体随意摆弄，轻率暴露；不能有轻视、厌烦的态度；更不能在死者旁边嬉笑逗闹。应当动作敏捷、轻柔，抓紧时间，以防尸体僵硬造成料理上的困难。

2. 做好尸体及其周围环境的处理工作　在尸体料理中，护理人员还必须承担对他人以及社会的道德责任，妥善处置好尸体。为了避免惊扰其他患者或给其他患者带来恶性刺激，在条件许可的情况下，患者在临终前应移至抢救室或单间病房，以便临终前可以进行相应的处理及尸体料理。否则，亦应当设置屏风遮挡其他患者的视线，既可以避免同房间的患者受到不良影响，也是对死者的尊重。对传染病患者的死亡，其尸体料理必须严格按照消毒隔离原则进行，病室、病床及器械用品应予以彻底的终末消毒，以防传染病的传播。

3. 认真做好死者家属工作　死亡对患者来说是痛苦的结束，但对家属而言则是悲痛的高峰。他们对死者的留恋而产生的悲痛往往难以控制，甚至久久不能解脱。因此，做好死者家属工作也是护理人员应尽的道德责任。护理人员要理解死者家属的悲痛心情，并给予适当的机会让他们发泄心中的悲痛，并耐心劝导家属节哀，让他们认识到已为死者尽了最大努力，面对现实，以健康的心态度过悲伤阶段，安排好将来的工作和生活才是对亲人最好的悼念。护理人员要协助家属整理好死者的遗物并进行良好的尸体料理，主动让家属做最后的告别，护送家属离开医院，使他们得到心理安慰，尽早从悲痛中解脱出来。

4. 妥善处理遗嘱和遗物　死者的遗嘱、遗物对其家属来说十分重要，所以，护理人员应尽心尽责做好死者遗嘱、遗物的清点、保管和处理工作。死者的遗嘱具有法律意义，一定要按照死者意愿，将遗嘱交给相关人员，同时要尊重死者的隐私，切勿宣扬遗嘱的内容。死者遗物的清点应交给家属，如果家属不在，应由两名护理人员共同清点、记录，交有关人员代为保管，并通知家属认领。护理人员绝不可草率行事，对死者遗嘱、遗物随意处理，更不能将死者遗物占为己有，违背基本道德。

小结	死亡是人生的必然结局，临终关怀是对临终患者及其家属提供的一种全面照护。护士应充分了解临终关怀的意义，遵守临终护理伦理规范。第一，尊重临终患者的权利；第二，加强临终关怀教育；第三，了解患者的生理状况及需要，减轻患者的疼痛，做好生活照护；第四，耐心做好心理治疗和护理，尽量减轻患者对死亡的恐惧和忧虑；第五，同情并关心临终患者家属。 　　尸体料理的社会意义非常重要，护士应充分尊重死者，重视尸体料理，遵守尸体料理的伦理规范。尸体料理的伦理规范包括：①敬重死者，尽心料理尸体；②做好尸体及其周围环境的处理工作；③认真做好死者家属工作；④妥善处理遗嘱和遗物。

自 测 题

一、名词解释

1. 临终　　2. 临终关怀

二、选择题

A₁ 型题

1. 关于临终关怀，正确的是
   - A. 仍以延长患者生命的积极治疗为主
   - B. 临终关怀注重的是对临终患者的照护
   - C. 临终患者死亡，临终关怀即可结束
   - D. 临终关怀是 24 小时的全程服务
   - E. 临终患者已脱离社会，他们没有社会需求

2. 临终关怀是人道主义在医学领域内的升华，其伦理学意义在于
   - A. 尽可能延长临终患者的生命，给临终患者更多的关心和照顾
   - B. 尽可能满足临终患者的生理需要，体现医学的人道主义本质
   - C. 尽可能满足家属的生理需求，体现医学的人道主义本质
   - D. 临终关怀维护了临终患者的生命价值与尊严，是人们易于接受的临终处置方式
   - E. 作为安乐死的代名词，临终关怀既能使患者尊严地、舒适地离开人间，又易于为人接受

3. 临终患者心理反应的第三阶段是
   - A. 否认
   - B. 愤怒
   - C. 忧郁
   - D. 协议
   - E. 接受

4. 临终患者的护理，错误的是
   - A. 饮食上尽量满足患者最后的偏爱
   - B. 注意口腔护理
   - C. 保持平卧，不宜翻动病员
   - D. 视力衰退时多用语音和触觉与患者保持联系
   - E. 注意安全，必要时用牙垫、床档加以保护

A₃ 型题

1. 某患者，女，67 岁，肝癌晚期。患者自知将不久于人世，想请护士帮忙与女儿取得联系。原来，多年前该患者由于对其女儿的婚恋问题持反对意见，一气之下与女儿解除母女关系。护士应该
   - A. 鼓励患者自行与其女儿联系
   - B. 将患者家庭矛盾与其他护士进行讨论
   - C. 多方与其女儿联系，并努力调节母女间的关系
   - D. 认为不是护士的职责范畴，不置可否
   - E. 没遇到过这种情况，打算拖延几天看看

2. 早晨 7 时，某医院急诊科送来一位车祸患者，无家属陪伴，医护人员经过慎重判断其已经死亡，这时值班护士应该
   - A. 等待白班护士处置
   - B. 妥善安置死者，给予尸体料理
   - C. 由于没有家属，随意处置死者
   - D. 不对死者进行任何处置
   - E. 打电话找家属，如没有找到则自行下班

三、简答题

1. 简述临终护理的伦理意义。
2. 简述临终护理的伦理规范。
3. 简述尸体料理的伦理规范。

四、案例题

患者张某，男，60岁，退休教师。因车祸头部受重伤，送往医院抢救。经医生检查：血压 80/30mmHg, 呼吸、心律不齐且脉搏十分微弱，角膜反射、瞳孔对光反射均迟钝，诊断为脑损伤。经 72 小时抢救，患者自主呼吸困难，心搏微弱，各种反射消失，脑电波平坦。医生告知家属：患者处于脑死亡状态，无康复的希望，建议停止抢救和治疗。而家属不愿接受该事实并表示，患者仍有呼吸和心搏，没有死亡，并且患者刚刚退休，辛苦了半辈子，若能抢救过来可以过几年好日子。因此，要不惜一切代价挽救患者的生命。

请分析：在此情况下，你认为医护人员应如何护理？

（王经纬）

中英文专业词汇索引

主要参考文献

1. 曹志平．护理伦理学．2版．北京：人民卫生出版社，2013．

2. 姜小鹰．护理伦理学．2版．北京：人民卫生出版社，2013．

3. 刘俊荣．护理伦理学实用教程．北京：人民卫生出版社，2008．

4. 孙宏玉．护理伦理学．北京：北京大学医学出版社，2008．

5. 曾繁荣．护理伦理学．南昌：江西科技出版社，2008．

6. 秦敬民．护理伦理学．北京：人民军医出版社，2007．

7. 魏万宏，杨春香．护理伦理学．郑州：郑州大学出版社，2011．

8. 孙丽芳，张志彬．护理伦理学．南京：东南大学出版社，2012．

9. 况成云，郭淑英．护理伦理学．西安：第四军医大学出版社，2010．

10. 郑文清，张子龙．现代医学伦理学．武汉：武汉大学出版社，2006．

11. 孙元儒．护理伦理学．北京：人民军医出版社，2011．

12. 丛亚丽．护理伦理学．北京：北京大学医学出版社，2002．

13. 李本富．医学伦理学．北京：北京大学医学出版社，2002．

14. 张红霞，农乐颂．护理伦理学．南京：江苏科学技术出版社，2013．

15. 李传俊．护理伦理学．北京：北京大学医学出版社，2010．

16. 保颖怡．护理伦理与卫生法律法规，北京：人民卫生出版社，2013．

17. 何宪平．护理伦理学．北京：高等教育出版社，2003．

18. 丘祥兴，孙福川．医学伦理学．北京：人民卫生出版社，2007．

19. 田荣云．护理伦理学．北京：人民卫生出版社，2005．